CORA BESSER-SIEGMUND

Schnelle Hilfe bei Angst

Lähmende Gefühle besiegen mit der wingwave®-Methode

Ich coache mich selbst!

humboldt

INHALT

MIT GUTEN GEFÜHLEN GELASSEN BLEIBEN

Stress, Zeitdruck, hohe Erwartungen – immer mehr Menschen wünschen sich mehr Leichtigkeit. Das Angsthaben lässt sich nicht einfach abgewöhnen, doch man kann es in positive Energie verwandeln.

Dieses Gefühl ist wie eine dunkle, lähmende Macht, die über uns herrscht und sich mit den „normalen" Gegenmitteln nicht besiegen lässt. Vernunft, Intelligenz, rationales Wissen oder der Zwang zur Selbstdisziplin – all das wirkt nicht so recht, wenn die Angst kommt und auch noch ihre fiesen Begleiter mitbringt: die Angst vor der Angst, das Schamgefühl nach der Angst, das Unverständnis der Angstfreien, die Lächerlichkeit der Angst vor vermeintlich winzigen Gegnern oder nichtigen Anlässen – kein Wunder, dass Panik sich potenziert, wenn sie erst einmal unkontrolliert hochkommt.

„Überlege doch mal, was soll eine harmlose Spinne dir schon tun?" – „Reiß dich einfach zusammen. Millionen andere Menschen steigen ganz locker in ein Flugzeug." – „Was? Du fürchtest dich vor einer lächerlichen E-Mail? Du bist ja wohl verrückt." – „Lass dir von dem Blödmann doch keine Angst einjagen." – „Wehr dich endlich, wenn dein Chef immer mehr von dir verlangt." Wer es wagt, vor anderen seine Furcht einzugestehen, stößt meist auf Unverständnis und bekommt Ratschläge, die ihm nicht weiterhelfen. Dabei ist Angsthaben ein weit verbreitetes Phänomen.

Ob Angst vor anderen Menschen, vor Spinnen, Unfällen, Fahrstühlen, Flugzeugen oder vor Krankheiten – kaum jemand kommt heute angstfrei durchs Leben. Das ist manchmal nur unangenehm, oft aber auch unerträglich. Zunehmender Zeitdruck, Erreichbarkeit fast rund um die Uhr, immer höheres Tempo bei der Informationsverarbeitung, Erlebnisjagd auch in der Freizeit – auf dieser Grundlage gedeihen Ängste besser denn je.

Kein Wunder, dass es immer mehr werden. Knapp die Hälfte aller Menschen leidet der Weltgesundheitsorganisation WHO zufolge heute gelegentlich darunter; für jeden Zehnten sind die lähmenden Stressmomente so schlimm, dass sie mit dem Gefühl einhergehen, nicht mehr am Leben teilnehmen zu können. Herzrasen, Zittern, Schweißausbrüche oder Übelkeit gehören zu den körperlichen Reaktionen.

Lernen Sie, sich selbst so zu coachen, dass Angst und Stress auf ein gesundes Maß reduziert werden. Wenn das gelingt, verwandelt sich die Furcht vom Feind zum Freund. Mit gezieltem Angstmanagement können Sie Ihre Emotionen lenken.

Ob Platzangst im Fahrstuhl, Panik vor einer Prüfung oder beruflicher Überlastung, Lampenfieber vor dem großen Auftritt oder das Leiden am Aufschieben unangenehmer Tätigkeiten – mit gezieltem Angstmanagement lässt sich erstaunlich viel bewältigen.

In diesem Buch werden Sie verschiedene Methoden kennenlernen, die Ihnen helfen, den Alltag stress- und angstfreier zu gestalten. So haben wir das Buch für Ihr Selbstcoaching konzipiert: Sie finden hier von Anfang an eine Mischung aus Theorie und praktischen Übungen, sodass Sie schnell in Ihr persönliches Selbstcoaching-Programm einsteigen können – Tag für Tag.

Doch wenn man an einen Punkt kommt, an dem es alleine nicht mehr weitergeht, sollten Sie sich von einem Coach helfen lassen.

Einen Schwerpunkt legen wir auf das wingwave-Emotions-Coaching, mit dem wir seit vielen Jahren erfolgreich arbeiten. Es wirkt schnell und äußerst effektiv.

Auf der Basis unserer erprobten und vielfach wissenschaftlich bestätigten wingwave-Methode können Sie lernen, sich selbst so zu coachen. Aber es gibt auch noch andere Wege, Ihre Ängste auf ein gesundes Maß zu reduzieren, der Panik das Lähmende zu nehmen und neues kreatives Potenzial freizusetzen.

Wie Sie sich selbst helfen können, erläutern wir Ihnen ausführlich in den nächsten Kapiteln.

DIE SMARTPHONE-APP ZUM BUCH

Mit der wingwave-App können sie das im Buch vorgestellte Selbstcoaching-Programm unterstützen. Sie finden hier gratis das wingwave-Musikstück „Feelwave", ein inspirierendes Magic-Words-Coaching und Mentalübungen, die auch im Buch vorgestellt werden. Geben Sie einfach „wingwave" ein – und schon können Sie sich die App downloaden und überall die Übungen anwenden.

Wenn Ihnen das App-Training gefällt, können Sie auch vom erweiterten Angebot profitieren: Es gibt dann zahlreiche weitere wingwave-Musikstücke als In-App-Kauf und ein individuelles Magic-Words-Programm. Erhältlich ist die wingwave-App bei iTunes und bei Google Play.

Angst und Stress managen

Unser Ziel besteht nicht darin, dass Sie sich das Angsthaben einfach abgewöhnen. Vielmehr ist es wichtig, die „Alarmglocken des Nervensystems“ zu beruhigen, Angst und Stress so zu managen, dass auch die Panik vor der Angst schwindet. Wenn Ihnen das gelingt, haben Sie viel davon: Es macht Ihnen das Leben nicht nur leichter. Erfolgsorientierte und Kreative verwandeln ihre Furcht vom Feind in einen guten Teampartner.

Warum klappt das? Wir setzen da an, wo die Panik entsteht. Im Gefühlszentrum des Gehirns schlägt sie wie ein Reflex blitzschnell ein, löst eine Reihe von körperlichen Reaktionen aus, die sich mit rationalen Gedanken nicht einfach abschalten lassen. Deshalb wird ebenfalls auf der emotionalen Ebene gegengesteuert, bis die blinde Panik mit sinnvoller Selbsthilfe auf ein akzeptables Maß an Aufregung heruntergefahren ist.

Emotions-Coaching hilft, den Stress abzubauen, Kreativität zu steigern und dabei Konflikte besser durchzustehen.

Wir arbeiten dabei von zwei Seiten: Zum einen machen wir uns mit dem bewährten „Myostatiktest“ auf die Suche nach Erlebnissen, die ursächlich für Ängste sind. Zum anderen beeinflussen wir durch schnelle Augenbewegungsmuster (dazu erfahren Sie im nächsten Kapitel mehr) das Unbewusste und regen zur Selbsthilfe an. Nicht alle Übungen in diesem Buch können Sie alleine machen. Manchmal – zum Beispiel bei der Durchführung des Myostatiktests – ist es sinnvoll, sich von einem ausgebildeten Coach helfen zu lassen. Manchmal ist aber auch ein Selbstcoaching möglich. Am besten klappt es langfristig, wenn beides sich ergänzt.

VIDEOTIPP: „DIE SEELENFLÜSTERER"

Nach einem Hubschrauberabsturz kann eine Frau nicht mehr Auto fahren. Ein Junge mit ADHS möchte gerne sein Verhalten ändern. Ein Mann traut sich nicht zum Zahnarzt, obwohl die Zähne dringend behandelt werden müssen. Eine Frau ist verzweifelt, weil ihre Gedanken nur noch um ihre Spinnenphobie kreisen. Eine Abiturientin dreht fast durch, weil Prüfungsangst sie blockiert.

Wenn lähmende Stressmomente den Alltag belasten, möchte man sie so schnell wie möglich wieder loswerden. Und zwar ohne langwierige Therapie. Wie das mit Turbo-Coachings gegen Angst und Stress funktioniert, zeigen „Die Seelenflüsterer", Cora Besser-Siegmund und Harry Siegmund, in dem gleichnamigen Film.
Der Südwestfunk hat für die vierteilige TV-Dokumentation die Coaches und ihre Klienten begleitet (zu sehen bei YouTube, Stichwort „Die Seelenflüsterer", und auf DVD, im Junfermann-Verlag erschienen).

wingwave und andere Methoden gegen die Angst

Die wingwave-Methode ist nicht nur bei Ängsten und Panik hilfreich, sondern ein Emotions-Coaching, das Stress abbaut, Kreativität steigert und dabei hilft, Konflikte besser durchzustehen. Das Ganze basiert auf der Theorie, dass Stimulationstechniken der Augen, der Einsatz von speziell komponierter Musik, Bildern, Worten und Übungen, die das Unbewusste beeinflussen, die Zusammenarbeit der

> Menschen, die unter Angst und Panikattacken leiden, brauchen Verständnis und für sie praktikable Lösungen.

beiden Gehirnhälften so anregen, dass Blockaden gelöst und Veränderungsprozesse in Gang gesetzt werden.

Wenn die Angst sie heimsucht, reagieren die Betroffenen meist mit Unverständnis gegenüber sich selbst. Genauso wie Außenstehende sagen: „Du spinnst ja wohl", so sprechen sie auch selbst über sich („Warum stelle ich mich bloß so hasenfüßig an? Es gibt doch gar keinen vernünftigen Grund dafür"). Statt Selbstvorwürfen brauchen Menschen, die unter Ängsten leiden, jedoch Verständnis und Lösungen.

> Selbstvorwürfe bringen niemanden weiter. Statt Beschimpfungen („Warum stelle ich mich bloß so an?") brauchen Sie Verständnis und Lösungen. Nehmen Sie dafür ruhig die Hilfe von ausgebildeten Coaches in Anspruch.

Unser Ansatz basiert auf den Erkenntnissen der Gehirnforschung, der Traumatherapie, der Neurolinguistik und der Stoffwechselforschung. Die Erfahrung hat gezeigt, dass es sich oft lohnt, verschiedene Programme mit wingwave zu kombinieren, um daraus eine Erfolgsformel zu entwickeln – zum Beispiel mit Hypnose bei Angst vorm Zahnarzt, mit der Magic-Words-Methode, bei der es um die beruhigende Kraft der Wörter geht, oder mit dem Neurolinguistischen Programmieren (NLP), dem Umprogrammieren von angstauslösenden Gedanken.

Die Wirkung von Musik

All das lässt sich mit der Wirkung von Musik unterstützen. Besonders die speziell komponierte wingwave-Musik hilft Ihnen beim Entspannen. Mehr dazu finden Sie im Kapitel „Die wingwave-Musik sorgt für gute Gefühle".

In diesem Buch werden Sie erfahren, wie Sie es schaffen, endlich frei von Angst zu sein und sich selbst durch gezieltes Emotions-Management in diesen Zustand zu versetzen. Ergänzend ist es ratsam, sich am Anfang von einem ausgebildeten Coach helfen zu lassen. Mehrere Tausend Coaches setzen wingwave im deutschsprachigen Raum, in Frankreich, Spanien, Serbien, Kroatien, Skandinavien, in den USA, Japan und in Russland bei ihrer Arbeit ein. Unter www.wingwave.com finden Sie per Coach-Finder einen Experten in Ihrer Nähe.

Diese Coaches gehören zum großen Netzwerk der wingwave-Community. Sie geben ihre Erfahrungen weiter und stehen im Austausch miteinander. Deshalb wird in diesem Buch die Wir-Form verwendet. Wir, das sind die Autorin Cora Besser-Siegmund, ihr Team in Hamburg und die wingwave-Community.

WINGWAVE UND ANDERE WEGE

Mit Zuversicht gegen Ängste: Kommen Sie verborgenen Blockaden auf die Spur und lernen Sie, Ihre Emotionen in eine gesunde Balance zu bringen.

wingwave wirkt wie der Flügelschlag eines Schmetterlings – das klingt sanft und leicht, ein bisschen poetisch und fast zauberhaft. Dennoch beruht die Methode auf ganz bodenständigen Fakten: Die Erfolge sind erklärbar. Sie basieren auf den Erkenntnissen der modernen Gehirnforschung und jahrzehntelanger Erfahrung.

Der Name (aus dem Englischen: wing = Flügel, wave = Welle) steht jedoch auch für Leichtigkeit. Wir benutzen diese Flügelschlagmetapher, weil es zur Methode passt: Denn oft sind es Kleinigkeiten, leichte Veränderungen, die aber große Wirkung erzielen. Die kann nur entstehen, wenn der Wellenschlag des Flügels punktgenau an der richtigen Stelle des Systems ansetzt.

Oft sind es Kleinigkeiten, leichte Veränderungen, die aber große Wirkung erzielen. Deshalb ist es wichtig, dass diese an der richtigen Stelle des Systems ansetzen.

Der englische Begriff „brain wave“ bedeutet Geistesblitz oder tolle Idee. Das wingwave-Coaching aktiviert genau diese „brain waves“.

Ein wichtiger Teil des Coachings ist das „Winken". Das schmetterlingsähnliche schnelle Hin- und Herbewegen der Augen, die dabei einer „fliegenden" Hand folgen. Damit erzeugen wir künstlich Traumphasen, die man sonst nur nachts erlebt, wenn das Gehirn die Ereignisse des Tages verarbeitet.

Stressabbau im Schlaf

Sicher haben Sie das schon mal erlebt: Sie kochen vielleicht vor Wut. Sie sind außer sich vor Angst oder Ärger und wissen gar nicht, was Sie mit sich anstellen sollen, damit dieses ungute Gefühl endlich vorübergeht. Dann kommt jemand vorbei und rät zu einer scheinbar simplen Lösung: „Schlaf doch erst mal eine Nacht drüber. Morgen sieht alles anders aus." Zuerst mag man das gar nicht so recht glauben. Doch tatsächlich zeigt sich am nächsten Tag: Es geht schon besser. So schlimm war es also doch nicht. Dann kommen weitere Nächte hinzu. Wochen und Monate vergehen – und bald sind Schrecken, Wut oder Angst einfach vergessen.

> Unser Gehirn arbeitet ähnlich wie ein Computer. Alles, was wir erleben, landet mit den dazugehörigen Emotionen auf einem „Server" und wird von da aus überprüft, weitergeleitet und in Speicher sortiert.

Um das zu verstehen, muss man wissen, wie das Gehirn Informationen und Gefühle verarbeitet. Das lässt sich gut mit der Arbeitsweise eines Computers vergleichen. Erlebnisse und die dazugehörigen Emotionen kommen in den Kopf und landen auf dem ersten „Server" des Gehirns, dem Hypothalamus. Im Schlaf werden sie dann ins Großhirn „hochgeladen" wie beim Upload gefilterter Daten. Die laufen nicht unsortiert ein, sondern werden im Detail überprüft, bevor sie in den Langzeitspeicher geräumt werden. Dieses Einräumen geschieht, während wir träumen.

REM: Der Tanz der Augen

Was wir nicht merken: Während eines Traums rollen Menschen und höher entwickelte Säugetiere ihre Augen rasant hin und her. Die schnellen Augenbewegungen nennen Schlafmediziner Rapid Eye Movement (abgekürzt REM). Wenn das Gehirn diesen natürlichen Vorgang nicht so richtig hinkriegt, ist die Wucht der negativen Gefühle noch nicht verflogen. „Er kommt nicht darüber hinweg“, heißt es dann. Oder „Ihr steckt der Schreck noch in den Knochen“.

In den letzten 20 Jahren konnten Therapeuten feststellen, dass der Tanz der Augen auch im wachen Zustand hilfreich beim Bewältigen starker Emotionen ist. Der wingwave-Coach gibt also Nachhilfe beim ordentlichen „Einräumen“ der Gefühle im Gehirn, ohne dass jemand dafür schlafen und träumen muss.

Wir schaffen wache REM-Phasen und führen die Betroffenen in einen lösungsorientierten kreativen Zustand, wie das sonst nur Träume ermöglichen. Die meisten kennen das aus dem Alltag: Menschen mit einem lebhaften Blick, also Augen, die sich viel bewegen, fühlen sich besser als diejenigen, die häufig wie teilnahmslos vor sich hin starren.

Der Myostatiktest weist den Weg

Was kann eine strenge Lehrerin aus der Schulzeit mit den Ängsten von heute zu tun haben? Mit gezielten Tests kommen Sie Vergessenem und Verdrängtem auf die Spur.

Ängsten liegen häufig prägende Erlebnisse zugrunde. Ein peinliches Ereignis im Kindergarten, Konflikte mit Lehrern und Gleichaltrigen in der Schule, Probleme mit Eltern oder Geschwistern, beim Sport oder im Berufsleben – alles, was um und mit uns geschieht, kann Spuren hinterlassen, ohne dass wir es bewusst wahrnehmen. Nachfragen bringen nicht viel. Denn ob tatsächlich vergessen oder erfolgreich verdrängt – wer die Ursachen seiner Ängste kennt, weiß bereits, wo er ansetzen muss, um sich helfen zu lassen. Wer aber mit großem Fragezeichen im Gesicht rätselt, warum bestimmte, eigentlich harmlose Dinge Panik auslösen, braucht einen Weg, der ihn ins Unbewusste führt. Andernfalls behindern Blockaden das Weiterkommen.

> Ängsten liegen oft prägende Erlebnisse zugrunde. Ein peinliches Ereignis im Kindergarten, Konflikte mit Lehrern und Gleichaltrigen in der Schule, Probleme mit den Familienangehörigen. Alles um uns herum kann Spuren hinterlassen.

Die Ursachenforschung

Wir beginnen unsere Coachings deshalb mit Ursachenforschung. Der sogenannte Myostatiktest führt durch die Biografie eines Menschen und deckt dabei Dinge auf, die Ängste verursachen. Erlebnisse, für die man sich schämt, die man nicht verkraftet hat. Der Betroffene bildet dafür einen Ring aus Zeigefinger und Daumen in

O-Form und hält, so fest er kann. Der Coach versucht nun, diesen Ring zu öffnen, während er gezielte Aussagen macht. Kann der Coachee (der Coaching-Klient) halten, ist für ihn alles in Ordnung. Er steht den Test ohne Stress durch, „hält" die Situation aus, ohne verunsichert zu werden. Er fühlt sich dem Thema gewachsen und kann es gut aushalten. Lösen sich die Finger jedoch, bedeutet das, dass hier etwas Bedrückendes im Unbewussten schlummert.

Ist ein ausgebildeter Coach dabei tatsächlich neutral? Ahnt er nicht, in welchen Lebensphasen besonders häufig Probleme auftreten, und geht dementsprechend mal mit etwas mehr und mal mit weniger Kraft ans Werk? Diese Frage stellen nicht nur kritische Klienten und zahlreiche Teilnehmer unserer Seminare. Wir wollten die Antwort selbst wissen und haben deshalb für eine wissenschaftliche Studie eine Maschine entwickeln lassen, die so neutral ist, wie nur Maschinen sein können. Mithilfe von zwei Schlaufen, die um Zeigefinger und Daumen gelegt werden, testet sie mit dauerhaft gleicher Kraft und kommt erstaunlicherweise auf die gleichen Ergebnisse wie unsere Coaches. Auch wenn theoretisch die Möglichkeit der Manipulation besteht, hat das praktisch kaum Auswirkungen auf die Ergebnisse.

Ob ausgeführt von einem Menschen oder einer Maschine – der Myostatiktest führt zu stressauslösenden Erlebnissen in der Vergangenheit, die jahre- oder jahrzehntelang im Unbewussten gespeichert sind.

Der Test mit der Hand

Der Myostatiktest mit der Hand funktioniert ähnlich wie Tests in der Kinesiologie. Dort hält der Proband einen ausgestreckten Arm seitlich auf halber Höhe, während der Tester versucht, ihn herunterzudrücken. Je stressender das Ereignis ist, an das der Getestete gerade denkt, desto schneller und leichter verlässt ihn die Kraft. Für das wingwave-Coaching bevorzugen wir jedoch den Test mit der Hand, denn Finger reagieren besonders sensibel auf die mentale Verfassung. Wir spüren Dinge bis in die Fingerspitzen, können in besonderen Schrecksituationen etwas nicht mehr halten. Es gleitet dann regelrecht aus der Hand – wie im Gruselfilm, wenn der Hausfrau vor Schreck die Vase aus der Hand fällt, weil auf der Treppe der Hausgeist erscheint.

Die Finger reagieren ganz besonders sensibel auf die mentale Verfassung.

Hände arbeiten hoch kompliziert. Sie vereinen Sensorik und Feinmotorik und belegen im Gehirn eine vergleichsweise große Steuerungsfläche. Wenn ein Erlebnis dort nicht richtig verarbeitet wird, fühlt sich der Mensch durcheinander. „Ich kriege das nicht richtig auf die Reihe", lautet eine typische Aussage. Hirnstrommessungen haben gezeigt: Sobald jemand irritiert ist, reagiert das Gehirn mit einer blitzartigen Spannungsänderung.

Der Myostatiktest in der Praxis

Die Kraft der eigenen Hand verrät auch, ob jemand an sich selbst glaubt oder ob er das nur gerne tun würde. Ein Beispiel aus der Praxis: Ein Mann, Mitte vierzig, arbeitet erfolgreich als freier Consultant, ist jedoch nicht mit sich selbst zufrieden. „Ich könnte viel mehr schaffen, wenn ich besser in die Hufe käme", erklärt er. Steht ein neues Projekt an, macht er sich nicht voller Tatendrang daran, sondern leidet erst einmal unter einer scheinbar unüberwindbaren Blockade. „Ein Berg von Arbeit" – bei diesem Stichwort hat er immer nur einen Gedanken: „Das schaffe ich nie." Der Coach möchte wissen, wie er sich selbst in dieser Lage am liebsten sehen würde. Die

Antwort ist ganz klar: Bei dem Bild des Berges vor Augen möchte er sofort die automatische Assoziation haben: „Wow, das schaffe ich! Wann geht's endlich los?"

Leider ist das leichter gesagt als getan. Der Myostatiktest bestätigt das. Während er an den Riesenstapel Arbeit denkt und gleichzeitig „Das schaffe ich" sagen soll, lassen sich Daumen und Zeigefinger fast widerstandslos öffnen. Unser Mann ist noch weit weg von seiner Idealvorstellung von sich selbst und erkennt, dass er auf einer Glaubwürdigkeitsskala nur zwei von sieben möglichen Punkten macht. Gleichzeitig ist sein selbst empfundenes Unglück recht groß: „Es wurmt mich wahnsinnig – und es macht mir auch noch meine ganze Freizeit kaputt."

Der Angst auf der Spur

Mit dem Myostatiktest kommen Coach und Klient der eigentlichen Angst gemeinsam auf die Spur. Es ist nicht die Menge von Post im virtuellen Postkorb und im echten Briefkasten, sondern der Absender, der den Stress auslöst. „Ich fürchte, dass ich den Absender enttäusche – und fange deshalb gar nicht erst an." Diese Erkenntnis ist Gold wert, denn von da an wissen Coach und Coachee, wie sie weiter vorgehen sollen.

> Mit dem Myostatiktest kommen Coach und Klient der eigentlichen Angst gemeinsam auf die Spur.

Fast vier Jahrzehnte zuvor – noch in der Grundschulzeit – hatte der heutige Consultant trotz viel Mühe und großem Ehrgeiz schon einmal jemanden enttäuscht. Er sollte ein Bild zum Thema „Sterntaler" malen. Die Klasse hatte zuvor das Märchen gelesen, in dem – so hatte er es zumindest verstanden – von einem nackten Mädchen die Rede war: „Irgendwie kam die Info nicht bei mir an, dass das Kind immerhin noch sein Hemdchen anhatte." Ein Bild, das also „völlig nackt" hängen blieb und deshalb auf Papier verewigt wurde. Mit versteinerter Mine knallte die strenge Lehrerin, die bis dahin von ihrem Überfliegerschüler nur Artiges gesehen hatte, das Bild auf den Tisch. Der Junge habe sie schwer enttäuscht, erklärte sie ihm vor der Klasse.

Ein schlechtes Gefühl aus längst vergangener Schulzeit kann offensichtlich noch immer in der Erinnerung gespeichert sein und Ängste verursachen.

Für den kleinen Jungen von früher brach die Welt zusammen. Dem mittlerweile erwachsenen Mann zittern noch heute die Knie, wenn er nur daran denkt. Als Neunjähriger hatte er keine Chance, dieses Erlebnis zu verarbeiten. Vor lauter Scham sprach er mit niemandem darüber. Den gleichen Schreck wie damals spürt er noch heute, wenn eine Riesen-E-Mail mit zehn Anhängen auf dem Bildschirm steht. Das schlechte Gefühl ist offensichtlich noch immer auf seinem „Server" gespeichert.

Die Angst von früher

Wenn er heute etwas zu Papier bringen soll, ist die Angst von damals automatisch wieder da. Das alte Schockerlebnis blockiert seine Kreativität. Er könnte ja – selbst wenn er sich noch so ins Zeug legt – wieder auf die Nase fallen. Die Wut, die der Mann bei der Erinnerung an die eingeschnappte Lehrerin fühlt, spiegelt vor allem die Tatsache wider, dass er die Gefühle von früher nie abbauen konnte. Beim Winken spürt er, dass die unangenehmen Emotionen sich verändern lassen. Bei jedem Durchgang ein bisschen mehr, bis er sich besser fühlt.

In der nächsten Sitzung berichtet der Consultant voller Freude, dass er erstmals nicht mehr mit Blockaden zu kämpfen hatte, als er loslegen wollte. Er hatte zwar nicht sofort einen ganzen Stressstapel abgebaut, aber einen Anfang gemacht, der ihm ein ganz neues Erlebnis verschaffte: Es kam etwas Privates dazwischen, und er konnte sich ohne schlechtes Gewissen ablenken lassen. Später sogar den leicht geschrumpften Stapel angucken, ohne Angst zu bekommen. Sein Fazit: „Das ist die eigentliche Befreiung. Der ganze Druck ist raus aus dem Thema."

SUCHE NACH DEM STRESS: EIN VERBLÜFFENDER TEST

Sie möchten das einmal selbst ausprobieren? Es ist ganz einfach und die Wirkung auf jeden verblüffend.

Bitten Sie jemanden, den Sie gut kennen, zum Myostatiktest. Er oder sie soll einfach laut und deutlich seinen Namen sagen („Ich heiße Johannes"), während Sie versuchen, seinen Ring aus Zeigefinger und Daumen zu öffnen. Wenn er wirklich Johannes heißt, wird er bombenfest halten. Sie können sich anstrengen, wie Sie wollen – diese Aussage verursacht keinerlei Irritation oder Stress. Nun soll er einen ganz anderen Namen mit der gleichen Festigkeit sagen („Ich heiße Hannelore"). Sofort wird seine Kraft nachlassen, und der Ring geht beim Ziehen auf – so ist es in 90 Prozent aller Fälle.

Bereits eine solche relativ kleine Irritation kann also bewirken, dass die Spannung im Großhirn abfällt und damit die Kraftsignale in den Fingermuskeln nur noch abgeschwächt ankommen.

Dieser Effekt stellt sich auch bei Sätzen ein wie „Die Pizza ist zu heiß zum Fliegen" oder bei grammatikalischen Verletzungen wie „Das ist das Hose". Bei den „richtig" formulierten Sätzen ist der Test dann stark: „Die Pizza ist zu heiß zum Essen" und „Das ist die Hose."

Häufig werden wir gefragt: Wie kann das so schnell gehen? Innerhalb weniger Stunden auf Ursachen stoßen und die Angst dann auch noch besiegen? Hierbei handelt es sich nicht um ein unerklärliches Wunder. Auch wir kochen nur mit Wasser. Der Mann hätte von selbst nicht darauf kommen können. Viele Dinge des Lebens, die man „eigentlich besser weiß", werden auf diese Weise unbewusst blockiert. Solche Blockaden sind die Hürde auf dem Weg zum Ziel, über die Verstand und Wille allein nicht hinweghelfen.

Kurzzeit-Coachings sind keine unerklärlichen Wunder. Wir stoßen oft schnell mit bewährten Methoden auf Verdrängtes, auf das man alleine nicht kommen kann. Verstand und Wille allein helfen nicht.

In der Balance bleiben, um Erfolg zu haben

Zu wenige Gefühle sind genauso verhängnisvoll wie zu viele Emotionen. Lassen Sie sich helfen, um im inneren Gleichgewicht den goldenen Mittelweg zu finden.

Wir zaubern Ängste nicht einfach weg. Das, was wir tun, lässt sich mit dem Aladin-Effekt sehr anschaulich erklären. Aladin, der Märchenheld, putzt eine Lampe und erkennt plötzlich: Das ist ja eine Wunderlampe. Einen ähnlichen Effekt wie Aladin mit der Lampe erzielt wingwave mit Ängsten. Diese lästigen Erscheinungen verschwinden nicht, sondern verwandeln sich – und zwar in schöne motivierende Gefühle: Selbstvertrauen, Zuversicht, Begeisterung und im Idealfall sogar Spaß (vor allem am eigenen Erfolg) gehören dazu. Es geht nicht darum, negative Emotionen wie Angst, Stressgefühle oder Panik einfach zu unterdrücken. Denn mit zu wenigen

Gefühlen geht genauso viel schief wie mit zu viel. Nur eine ausgeglichene Balance führt schließlich zum gewünschten Effekt.

Das Gleichgewicht finden

Stellen Sie sich vor, jemand möchte über eine schmale Mauer balancieren. Voller guter Vorsätze springt er euphorisch mit viel Elan drauf und macht gleich den ersten Schritt zu groß, mit zu viel Schwung und ohne ausgleichende Bewegungen – kein Wunder, dass er im Nu das Gleichgewicht verliert und absteigen muss.

Wer hingegen ganz ohne Zuversicht übervorsichtig hinaufsteigt und innerlich überzeugt ist „Das klappt sowieso nicht", wird wahrscheinlich schon beim Versuch, sich aufzurichten, ins Schwanken geraten und sich dann bestätigt sehen: „Ich weiß ja, dass ich ein Angsthase bin. Ich hätte es besser gleich gelassen."

> Aus ehemaligen Angstgefühlen können schöne, motivierende Emotionen werden. Selbstvertrauen, Zuversicht und Spaß am eigenen Erfolg gehören dazu. Voraussetzung ist eine gute seelische Balance.

Wer die Gefahr von zu viel oder zu wenig Gefühlen kennt, kalkuliert das Risiko und entscheidet sich für einen sinnvollen Mittelweg: „Ich steige auf die Mauer, gebe jemandem, der nebenher läuft, die Hand, mache ein paar Schritte, bis ich mein Gleichgewicht gefunden habe – und setzte den Weg dann alleine fort."

Der sichere Ort

Unabhängig von der wingwave-Methode hat sich auch unser Modell „Der sichere Ort" bewährt. Fast jeder Mensch hat einen Platz, an dem er sich rundum wohlfühlt. Das kann das eigene Wohnzimmer während des lang ersehnten Feierabends sein. Die gemütliche Terrasse im Garten. Oder eine Naturlandschaft, in der man gerne Urlaub macht, der eigene Balkon an einem Sommertag oder das Lieblingssofa neben dem warmen Ofen.

Wenn Sie sich gedanklich an diesen Ort begeben, tief durchatmen und bewusst spüren, wie wohl Sie sich dabei fühlen, können Sie sich jederzeit eine erholsame Atempause schaffen, die neue positive Energie spendet.

Für eine wissenschaftliche Arbeit wurde die wingwave-Wirkung bei Studenten mit Prüfungsangst und bei professionellen Schauspielern, die unter Lampenfieber litten, getestet. Das Ergebnis: Im Vergleich zwischen „mit Coaching“ und „ohne Coaching“ gelang es den Gecoachten vor allem deshalb, weniger ängstlich anzutreten, weil ihre Zuversicht sich verstärkt hatte und gleichzeitig Aufgeregtheit und Selbstzweifel nachließen.

Wie ein Coach Starthilfe geben kann

Ob Lampenfieber, Prüfungsangst, der Wunsch nach mehr Leistung oder optimale Vorbereitung für einen Wettkampf – wer Blockaden bewältigt, profitiert vielfach davon.

Warum suchen immer mehr Menschen die Hilfe von Psychologen und ausgebildeten Coaches, um Alltagsprobleme zu bewältigen und erfolgreicher in verschiedenen Bereichen des Lebens zu werden? Die Zeiten haben sich geändert. Als wir vor mehr als drei Jahrzehnten anfingen, Menschen psychologisch zu unterstützen, kamen unsere Klienten etwas verschämt zu uns: „Ich schaffe das nicht mehr allein.

Es ist so weit mit mir gekommen, dass ich jetzt in Therapie muss.“ Scham, Versagensgefühle und der Wunsch, die in Anspruch genommene Hilfe anderen gegenüber zu verschweigen, herrschten damals vor. Doch zehn Jahre später – in den 1990er-Jahren – änderte sich das. Hilfe von Diplom-Psychologen und Psychotherapeuten war nicht mehr anrüchig, sondern statusträchtig. Die positive Wirkung psychologischer Methoden wurde immer populärer. Sportler nutzen Mentaltraining als Vorbereitung für wichtige Wettkämpfe. Kreative steigern ihr Potenzial, Manager ihre Leistungen. Schauspieler bekämpfen ihr Lampenfieber, um sich stressfrei auf ihren Auftritt konzentrieren zu können. Wer öffentlich reden muss, lässt sich vorher coachen, um sicher aufzutreten. Studenten mindern Prüfungsängste. Selbst Schüler beschäftigen sich mit Motivationsmethoden, um effektiver lernen zu können.

> Es ist in den letzten Jahren immer populärer geworden, sich bei psychologischen Problemen von professionellen Coaches helfen zu lassen. Ob Manager, Spitzensportler oder Schauspieler – jeder möchte sein persönliches Potenzial steigern.

Früher hätte man noch gesagt: „Das kannst du mit dir selbst ausmachen.“ Oder: „Reiß dich doch mal zusammen – egal, wie du dich dabei fühlst.“ Heute geht es um Lebensqualität und Selbstoptimierung – und das mit möglichst wenig Zeitaufwand. Das ist auch durchaus sinnvoll, denn viele Probleme und Ängste lassen sich tatsächlich in wenigen Stunden behandeln, sodass eine lange Therapie gar nicht nötig ist. Warum sollte ich es mir schwer machen, wenn es auch leicht geht? Wo jemandem Hilfe sinnvoll erscheint, um das eigene Ziel zu erreichen, greift man mittlerweile gerne auf bewährte psychologische Methoden zurück.

„Ich will in der mündlichen Prüfung ohne Angst sprechen.“ – „Ich schaffe es nicht, meine Lernvorsätze einzuhalten.“ – „Ich kann mich nicht aufraffen.“ – „Bei dem Gedanken an mein bevorstehendes Examen wird mir schon jetzt ganz schlecht.“ – „Nächste Woche muss ich eine Präsentation halten und befürchte, dass ich rot werde vor Aufregung.“ – „Es sind nur noch drei Wochen bis zu den Titelkämpfen, und ich habe Sorge, dass ich bis dahin nicht meinen optimalen Leistungsstand erreiche.“ – „Wenn mein Schreibtisch zu voll ist, kriege ich gar nichts mehr zustande.“ – „Ich schiebe unangenehme Aufgaben so lange vor mir her, bis ich in Panik gerate.“ – „Ich muss eine längeren Eingriff beim Zahnarzt überstehen und traue mich nicht, den Termin dafür zu machen.“ Das sind typische Themen, mit denen unsere ausgebildeten Coaches heute immer häufiger konfrontiert werden. Ob privat oder beruflich – unsere schnelllebige Zeit verlangt nach schnellen Lösungen für eine erfolgreiche und positive Zukunftsgestaltung. Wir wingwave-Coaches nennen unsere kurzen Zusammentreffen mit unseren Klienten deshalb „Bahnungsmoment“. Das heißt, dass wir in ein paar Sitzungen (manchmal sind es sogar nur Stunden oder Minuten) Impulse fürs Leben geben, die den Betroffenen helfen, sich danach selbst zu helfen.

Die Grenzen des Coachings

Bei den Themen Angst und Panik gelangen wir oft an Grenzen, an denen es mit Kurzzeit-Coachings nicht getan ist. Zum Beispiel beim Verarbeiten von traumatischen Erlebnissen. Doch hier merken wir sehr schnell, wann eine umfassendere Therapie angemessen ist. Wer nach drei bis fünf Coaching-Stunden zu einem Thema keine Verbesserung oder positive Wirkung bemerkt, sollte es auch nicht weiter versuchen. wingwave-

> Viele Probleme und Ängste lassen sich tatsächlich in wenigen Stunden behandeln, sodass eine lange Therapie gar nicht nötig ist.

Coaching wird immer eine schnelle Resonanz nach sich ziehen, wenn es tatsächlich passt.

Unsere Coaches treffen sich in der Regel drei bis fünf Mal zu gemeinsamen Sitzungen und überprüfen dann im Gespräch, ob die Treffen effektiv waren und wie erhofft gewirkt haben. Ist das Ziel erreicht, vereinbaren Coach und Coachee ein oder zwei weitere Sitzungen. Oder der Coachee bucht ein „Paket" für ein gemeinsam definiertes Ziel. Zwei Studien belegen inzwischen, dass wingwave schon nach zwei bis drei Coaching-Stunden bei Prüfungs- und Redeangst deutliche Verbesserungen erzielen kann und selbst danach noch ein halbes Jahr weiter wirkt, was laut Forschung dafür spricht, dass der positive Effekt sich nun endgültig verselbstständigt hat und weiter anhält.

Weltweit werden bei Ängsten auch schnell wirksame Medikamente eingesetzt. Es ist verführerisch und einfach, diese zu nehmen, damit die Furcht betäubt wird. Doch die Wirkung ist langfristig verheerend. Diese Angstlöser machen bereits in kurzer Zeit süchtig, verursachen keinen erholsamen Schlaf, verhindern das Träumen, sodass die Angst mit dem Aufwachen wieder da ist. Tritt das Angstthema im Zusammenhang mit Depressionen auf, können sinnvolle Antidepressiva auch eine angstlindernde Wirkung erzielen – allerdings tritt die Wirkung erst nach zwei bis drei Wochen ab der ersten Einnahme ein. Medikamente sind ein besonderes Thema, das in die Hand von Ärzten gehört. Wir empfehlen dann immer den Weg zum Facharzt, also zum Psychiater. In diesem Buch gehen wir nicht weiter darauf ein, sondern konzentrieren uns auf psychologische wirksame Methoden.

> Medikamente bei Depressionen können in einigen Fällen sehr sinnvoll sein. Sie sind aber ein besonderes Thema, das in die Hand von Ärzten gehört.

Sichere Erfolge

Unsere besten und relativ sicheren Erfolge erzielen wir mit wingwave zum Beispiel bei Menschen, die Angst haben vor ...

- wichtigen Ereignissen wie Prüfungen, Wettkämpfen, Präsentationen oder Reden;
- Konflikten mit einem oder mehreren anderen;
- Überforderung, Burn-out oder ähnlichen Stresserlebnissen;
- Misserfolgen, Routine- und Fleißaufgaben, dem Durchhalten in schwierigen Phasen;
- Arztbesuchen – insbesondere beim Zahnarzt.

Die wingwave-Musik sorgt für gute Gefühle

Auf dem Umschlag dieses Buches finden Sie einen quadratischen QR-Code, über den Sie sich ein kostenloses Beispiel unserer speziell komponierten wingwave-Musik herunterladen können. Die Melodie namens „Feelwave“ unterstützt beim Emotionstraining. Bereits nach drei Durchgängen macht das Gehirn erste Lernerfahrungen: Die körperlichen Reaktionen auf Angstgefühle sind nicht mehr so heftig. Sie lassen von Mal zu Mal nach. Das Gehirn kann die aufkommenden Furchtgedanken ignorieren und sich selbst herunterkühlen, statt Stressreaktionen zu produzieren. Sie können diese Musik mit verschiedenen Entspannungsübungen auch unabhängig von der wingwave-Methode kombinieren – so, wie es Ihnen guttut.

> Umschalten, zur Ruhe kommen, Sicherheit spüren – sanfte Musik führt Sie in erholsame Tagträume, inspiriert und fördert die Konzentrationsfähigkeit.

Unsere Musik wurde eigens für Ihre Zwecke komponiert. Sie ist so aufgebaut, dass die Stücke zum Links-rechts-Rhythmus der wingwave-Interventionen passen. Das Abspielen führt dazu, dass die meisten Hörer fast automatisch die Augen ganz leicht hin- und her bewegen. Damit lösen sie von allein einen entspannenden und entstressenden Effekt aus. Häufig stellt sich dann der sogenannte weiche periphere Blick ein. Die Muskulatur der Augen löst sich, der Blick ist geradeaus gerichtet und zoomt auf maximale Weite.

Zusätzlich macht sich ein bis dahin wahrscheinlich selten auftretendes Glücksgefühl breit: Plötzlich spüren Sie Ihre innere Stärke, Überlegenheit und das tolle Gefühl, die Angst überwunden zu haben. Sie sind immun gegen weitere Attacken. Sie erleben ein neues Selbstwertgefühl statt Hilflosigkeit. Und das beflügelt.

Es bedeutet mehr Lebensqualität, mehr Erlebnisse, mehr Erfolg und schließlich auch mehr Zufriedenheit. Die Melodien eignen sich im Übrigen ebenfalls für den kurzen Stressabbau zwischendurch, zur Unterstützung, wenn Sie etwas lernen möchten, oder als Motivationshilfe bei Bewegung und Ausdauersport.

Abtauchen in kleine Tagträume

Wenn nun jemand sagen würde: „Oh, du guckst aber recht dösig in die Gegend", könnten Sie zu Recht entgegnen: „Ich habe mich nur mal kurz entspannt. Bin bewusst abgetaucht in einen schönen kleinen Tagtraum."

Messungen haben gezeigt, dass die Herzpulsrate bereits nach zwei Minuten Musik sinkt und der Entspannungszustand damit sehr schnell erreicht ist. Sobald die Melodie ertönt, fährt das Nervensystem die Aufregung herunter. Die Muskeln lockern sich, die Atmung wird gleichmäßig, die Durchblutung verbessert sich, sodass auch das Gefühl entsteht, befreiter und klarer denken zu können.

Die Frequenz der Musik entspricht mit 60 Schlägen pro Minute ungefähr dem Ruhepuls. Extreme Höhen und Tiefen gibt es nicht; alles spielt sich im mittleren Tonbereich ab, sodass keinerlei Aufreger die Hörer aus der Ruhe bringen. Instrumente wie Mundharmonika und Gitarre sind echt, also keine Synthesizermusik. Die Melodien gleiten dahin. Sie sind eingängig und wirken stabilisierend, sanft, regelrecht einlullend. Die beste Wirkung entfaltet die Musik, wie bereits erwähnt, über Stereokopfhörer, weil so der Links-rechts-Impuls am besten zur Geltung kommt.

Wichtig: Gleichgültig, wie nervös, angstvoll oder hektisch Sie Auto fahren – diese Musik darf am Steuer nicht über Kopfhörer gehört werden, was ohnehin verboten ist. Über die Musikanlage im Auto kann sie jedoch prima helfen, Feierabendverkehr oder nervende Staus gelassener zu überstehen.

Was steckt dahinter?

Der Komponist und Profimusiker hat die Melodien erarbeitet und sie dann auch gleich selbst genutzt – zum Weitermachen und für neue Inspirationen. Das ist für ihn sehr viel leichter, als vorm Notenblatt zu sitzen und auf Eingebungen zu warten, sagt er.

Die wingwave-Musik kommt nicht nur bei Stress und Angst zum Einsatz. Im Laufe von vielen Jahren hat sie sich auch auf anderen Gebieten bewährt: Zahnärzte nutzen sie, damit Patienten bei der Behandlung entspannter werden.

Sportler hören sie beim Ausdauer-Training, um den gefürchteten toten Punkt zu überwinden, und laufen dann beispielsweise auch schneller. Wer langweilige Routinearbeiten erledigen muss und Motivation braucht, um ein bisschen in Fahrt zu kommen oder besser dranzubleiben, lässt die Musik nebenbei laufen.

Menschen, die zur Entspannung essen oder zwanghaft einkaufen gehen und Dinge erwerben, die sie später gar nicht brauchen, bewahren sich selbst davor, alle guten Vorsätze über Bord zu werfen. Die wingwave-Melodie hilft ihnen, im entscheidenden Moment vernünftig zu bleiben. Ungezügeltes Habenwollen wird unter dem Einfluss der sanften Töne leichter regulierbar.

> Bereits nach zwei Minuten Musikhören setzt eine nachweislich entspannende Wirkung ein. Die Herzfrequenz sinkt, die Atmung wird gleichmäßig, die Muskeln lockern sich. Wir können klarer denken und uns besser konzentrieren.

Eine Legasthenietherapeutin ließ ihre Schüler während des Diktats über Kopfhörer so leise die Musik hören, dass sie trotzdem noch ihre Stimme verstehen konnten. Das Ergebnis: Die Kinder machten weniger Flüchtigkeitsfehler, schrieben schöner und reagierten gelassener auf die für sie hochgradig stressende Testsituation. Schließlich sind Legastheniker Misserfolge und Demütigungen beim Schreiben geradezu gewohnt und stehen deshalb unter starkem Druck, wenn sie ein Diktat schreiben müssen.

Eine Journalistin und Buchautorin, die oft noch lange abends am Computer sitzt, wenn ein Abgabetermin bevorsteht, berichtet, wie sie diese Stresssituation mit der wingwave-Musik erleichtern konnte. „Wenn ich eigentlich zu müde bin, um noch weiterzumachen, stelle ich die Musik an und schaffe dann plötzlich doch noch eine Stunde mehr. Das ist wie eine Belohnung, um danach mit mir selbst versöhnt und sehr zufrieden Feierabend zu machen.“

Sie halten das nur für eine Glaubensfrage? Mit einem sogenannten Porta-Bioscreen-Gerät, das aufzeichnen kann, wie gestresst jemand ist, wurde der Beweis erbracht: Bei Messungen des Hautwiderstandes an beiden Händen zeigten Probanden, dass ihre Aufregung nachlässt, sobald die wingwave-Melodie ertönt – und zwar um mehr als die Hälfte.

Die wingwave-Musik gibt es auch im wingwave-Onlineshop (wingwave-shop.com).

So helfe ich mir selbst

Auch ohne Coach kann man in Eigenregie weiterkommen – die Butterfly-Methode, das Neurolinguistische Programmieren (NLP) oder Magic Words haben sich auf diesem Gebiet besonders gut bewährt.

Die Butterfly-Methode

Um Anspannungen selbst zu lösen, eignet sich zum Beispiel die sogenannte Butterfly-Methode ebenfalls. Das bedeutet: Kreuzen Sie die Unterarme vor dem Brustkorb und tappen Sie (also etwas mehr als tippen, aber etwas weniger als schlagen) abwechselnd auf die linke und die rechte Schulter. Nach einer halben Minute spüren Sie den Entstressungseffekt. Sie atmen tief und merken, wie sich Anspannungen lösen.

Ihnen ist etwas sehr Unangenehmes passiert? Sie haben einen riesigen Schrecken bekommen? Sind nicht nur beunruhigt, sondern regelrecht schockiert und wollen ganz schnell wieder „herunterkommen“? Dann versetzen Sie sich in eine wache REM-Phase (siehe „Der

Tanz der Augen“), indem Sie die Augen schnell abwechselnd nach links und rechts bewegen.

Wenn Sie auch nach 14 Tagen mit dem Selbstcoaching nicht weiterkommen, gibt es noch einen anderen Weg. Mit der Hilfe eines Experten mit dem dafür notwendigen professionellen Blick wird es Ihnen gelingen, verborgenen Ursachen für Ihre Ängste auf die Spur zu kommen. Ein bewährter Weg: Sie beginnen mit Coachings bei ausgebildeten Fachkräften und gehen später in ein Selbstcoaching über.

Nicht jede Methode hat bei jedem Menschen den gleichen Erfolg. Probieren Sie verschiedene Wege aus. Manche funktionieren auch im Selbstcoaching, für andere brauchen Sie Anregungen von außen.

Neurolinguistisches Programmieren (NLP)

Das Neurolinguistische Programmieren (NLP) eignet sich besonders für Menschen, die Angst vor dem Umgang mit anderen haben und Kommunikationsprobleme mit sich selbst oder mit anderen lösen müssen. Auch für die Behandlung von Phobien oder dramatischen Gedanken (zum Beispiel die Furcht vor einem Weltuntergang) hat sich dieses Verfahren bewährt.

Magic Words

Die Magic-Words-Methode wurde von uns auf der Basis des Neurolinguistischen Programmierens entworfen, um Stresswörter zu entschärfen. Sie ist ebenfalls eine gute Ergänzung zu wingwave.

In diesem Buch werden Sie die einzelnen Methoden genauer kennenlernen.

ÜBER DEN SINN DER ANGST

Wer sich niemals vor etwas fürchtet, wäre in Notsituationen schnell verloren. Die Menschen haben überlebt, weil sie von Natur aus mit einem gesunden Maß an Angst ausgestattet wurden.

Stresshormone, Tunnelblick und Riesenkraft – körperliche Reaktionen waren früher sinnvoll. Heute können sie allerdings kaum noch abgebaut werden.

Angst – gut, dass wir sie haben

Die Natur hat sich viel Schlaues dabei gedacht, als sie uns mit Angst ausstattete. Ein Blick zurück in die Geschichte bestätigt das: Früher überlebten die Menschen vor allem, wenn sie körperlich in Topform waren. Die Wegläufer haben sich durchgesetzt. Das waren diejenigen, die aus ihrer Angst die richtigen Schlüsse gezogen haben und körperlich in der Lage waren, diese umzusetzen. Schnell, stark und widerstandsfähig. Im akuten Notfall sicherten vor allem Geschwindigkeit und Kraft den Fortbestand. Um so richtig Vollgas zu geben, reichen die normalen Kapazitäten nicht aus. Dafür hat der Körper noch Nottanks im Nervensystem, die gut gefüllt sind und in Sekundenschnelle geöffnet werden. Und das ganz automatisch. Mit klugen Gedanken oder einem besonders starken Willen kommen wir nicht dagegen an.

So funktioniert die Angst

Was passiert in einer Gefahrensituation in unserem Organismus? Sobald die Gefahr erkannt ist, weil sie ins Blickfeld gerät (ein wildes großes Tier, ein bedrohlich wütender Mensch, eine Spinne auf der Fensterbank), weiten sich die Pupillen reflexartig. Die Sehnerven übermitteln die Gefahr ans Gehirn, das sofort die zuständigen Körperteile verständigt. Achtung, macht euch bereit – zur Flucht oder zum Angriff! Das geschieht, bevor überhaupt das Bewusstsein eingeschaltet wird.

Das arbeitet nämlich nur noch mit Einschränkungen, damit es nicht durch umständliche Gedankengänge stört, was die Reflexe vorgeben. Dafür greifen die Stresshormone in den Gehirnstoffwechsel ein. Sie sind die Ursache für den sogenannten Tunnelblick, bei dem man links und rechts nichts mehr wahrnimmt und nur noch den Fluchtweg vor Augen hat. Im Körper wird bereits auf Hochtouren gearbeitet: Die Nebennieren produzieren Stresshormone, um die Leistung von Muskeln, Kreislauf und Atmung zu steigern. Damit die Muskeln mehr Kraft haben, bekommen sie eine Extraration Blut. Die Gefäße an den Beinen werden geweitet, damit das Herz dort mehr Blut als sonst hinpumpen kann. Außerdem werden mehr Nährstoffe erzeugt: Die Leber setzt Zuckerreserven frei, was den Blutzuckerspiegel steigen lässt und mehr „Nahrung“ in die Muskulatur transportiert. Wie stark der Bewegungsdrang dadurch wird, kann jeder selbst spüren. Denn wenn es jetzt nicht heißt: „Renn!“, sondern man still auf dem Stuhl verharren muss, fängt man an zu zittern.

> Die Reflexe aus der Steinzeit sind noch da. Unser Nervensystem ist ein effektiver Fluchthelfer und stellt bei Gefahr sofort mit Hochdruck ein Notprogramm zur Verfügung. Leider fehlen uns heute Möglichkeiten, den Druck wieder abzubauen.

Auch das Gefühl „Ich kriege kalte Füße“ ist durchaus berechtigt. Wenn es ums Überleben geht, zieht der Körper das Blut aus den Teilen ab, die weit vom Herzen entfernt liegen, und verengt die Gefäße an den Außenflächen. Käme es nun zu einem Angriff mit Blutverlust, ist ein weiteres Notprogramm eingeschaltet: Durch die zugezogenen Gefäße tritt weniger Blut aus.

> Gut zu wissen: Jede Angstattacke geht vorbei. Und zwar spätestens nach etwa 20 Minuten. Der hochgepushte Körper fährt sein Programm wieder herunter, weil ihm dann der Stoff ausgegangen ist.

Im Inneren des Körpers, wo das Blut sich im panischen Ausnahmezustand sammelt, wird es wärmer; in den Außenregionen sinkt die Temperatur. Kein Wunder, wenn jemand in dieser Situation sagt: „Mir ist heiß und kalt gleichzeitig“ oder „Mir bricht der Angstschweiß aus.“

Das Gefühl „Mir ist schwindelig vor Angst“ lässt sich ebenfalls erklären: Damit die Lungen für die Flucht oder den bevorstehenden Kampf genug Luft aufnehmen können, beschleunigt der Körper den Atemrhythmus. Kommt es aber gar nicht zu körperlichen Höchstleistungen, weil Sie nicht im Wald von einem Bären überrascht werden, sondern im Büro sitzen und sich nichts anmerken lassen dürfen, erzeugt die schnelle Atmung Schwindelgefühle.

Wenn Menschen das Gefühl haben, vor Angst zu platzen, oder glauben, ihre Panikgefühle würden sich ins Unendliche steigern, können wir sie beruhigen: Jede Angstattacke geht vorbei. Und zwar spätestens nach etwa 20 Minuten. Der hochgepushte Körper fährt sein Programm wieder herunter, weil ihm der Stoff ausgegangen ist. Das heißt, er versorgt Organe, Haut und Muskeln wieder gleichmäßig mit Blut, schaltet die Panikproduktion auf Leerlauf, weil er einfach nicht mehr kann. Stressschübe sind eben nicht für den Dauereinsatz gedacht, sie lassen sich nicht unbegrenzt organisieren.

Wenn Sie zum ängstlichen Teil der Menschheit gehören, sollten Sie sich nicht darüber ärgern. Ihre Angst kann nämlich lebensrettend sein. Wer sich vor nichts fürchtet, vernachlässigt die eigene Wachsamkeit und profitiert nicht vom Energieschub, den die Angst auslöst. Vermutlich wäre ein Steinzeitmensch, der sorglos in den Tag hineingelebt hätte, wohl der Erste gewesen, den die Raubtiere erwischt hätten. Denn alle anderen wären einfach fixer geflüchtet.

ÜBUNG: SO MACHE ICH BEDROHUNGEN KLEIN

Gehören Sie zu den Menschen, die sich in unangenehme Gefühle hineinsteigern? Dann können wir Sie trösten: Genauso wie das Hineinsteigern klappt auch das Hinaussteigen.

Für diese Übung benötigen Sie einen kleinen Gegenstand – zum Beispiel eine Streichholzschachtel, einen Würfel oder ein Glas. Sie verstärken die Wirkung noch, wenn Sie dazu die wingwave-Musik hören. Stellen Sie sich zum Beispiel vor, dass Sie sich vor dem Chef fürchten, der Ihnen schlecht gelaunt Vorwürfe machen könnte.

1. Rufen Sie sich eine typische Angstsituation vor Augen. Die Bilder sind bunt, scharf, sehr realistisch und bedrohlich nah an Ihnen dran. Zum Beispiel: Sie sehen sein verärgertes Gesicht vor sich und hören seine wutgeladene Stimme.
2. Nun packen Sie die Szene gedanklich in einen Fernseher. Dadurch wird sie zum zweidimensionalen Film. Sie sehen jetzt im Film zwei Personen: den Chef und sich selbst, als hätte ein Kameramann diese Szene gefilmt. Der Streit ist „im Kasten", und Sie sitzen sicher in Ihrem Fernsehsessel.
3. Verkleinern Sie das Szenenbild in Gedanken. Lassen Sie den imaginativen Fernseher immer kleiner werden. Sie sehen weiterhin zu, doch der Chef wird kleiner, ist weiter weg, der Ton wird immer leiser und der winzig kleine Chef hört sich nur noch wie eine Micky Maus an. Alles ist so klein, dass Sie selbst gar nicht mehr dazu passen. Sie sind also ausgestiegen.

4. Nun verstärken Sie diesen Aspekt noch weiter, indem Sie den Bildern die Farben und die Schärfe nehmen. Es läuft ein wackeliger, blasser Schwarz-Weiß-Film. Der Chef sieht jetzt unecht aus. Sie können die Bilder auch gedanklich mit einem Farbfilter überziehen, sodass die Szenen unwirklich lila, blau oder grün werden.Experimentieren Sie noch ein bisschen: Lassen Sie die Bilder schneller laufen, die Stimmen verzerren. Oder drosseln Sie die Geschwindigkeit, sodass alles vorbeiläuft wie in Zeitlupe.
5. Als letzten Schritt wird der Film noch einmal verkleinert, bis er in eine Streichholzschachtel passt. Nun können Sie Ihre Angst wortwörtlich in die Hand nehmen; sie ist heruntergerechnet auf ein kaum noch bedrohliches Maß. Auch das Wegschicken ist eine bewährte Form. Schicken Sie Ihren Mini-Angstfilm nach draußen – vielleicht in das Vogelhäuschen im Garten, in den Baum auf der anderen Straßenseite oder aufs Dach des Nachbarhauses.

Der Sinn dieser Übung besteht im Bewusstmachen. Auch wenn man rational längst damit durch ist, dauert es auf der emotionalen Ebene länger. Das Kleinreden verdeutlicht, dass die Angstvorstellungen ausgedachte Sequenzen sind, die nur in der Fantasie stattfinden. Je häufiger Sie diese Übung machen, desto schneller gewöhnt sich Ihr Gehirn an die automatische Verkleinerung der Angstvorstellungen.

Wie Angst krank machen kann

Das moderne Berufsleben führt immer häufiger zu Überforderung. Das reicht von leichten Beeinträchtigungen bis zur völligen Isolation.

Am Ende reichte ein Gedanke, um einen gestandenen Mann in Panik zu versetzen:

Es fing harmlos an. Eigentlich war es sogar eine positive Herausforderung, als Holger von seinem Chef eine Beförderung angeboten bekam. Eine Hierarchiestufe höher. Mehr Mitarbeiter, mehr Arbeit, mehr Verantwortung – und dafür auch mehr Geld und mehr Ansehen. Das klang auf den ersten Blick toll. Holger zögerte nicht lange. Erst im Nachhinein wurde ihm klar, dass er hätte stutzig werden müssen. Denn sein alter Job wurde nicht neu besetzt. „Den machen Sie eben nebenbei", hieß es. Im Laufe eines Jahres hatte er noch zwei weitere Posten „nebenbei". Abteilungen wurden zusammengelegt – und alles, was nicht weiterging, landete auf Holgers Schreibtisch. „Ich wollte durchhalten und schaffen, was man von mir erwartet", sagt er. Doch das wurde zunehmend schwieriger.

Jeden Morgen rauschten E-Mails ins Postfach. Leute riefen an, Beschwerden gingen ein. „Ich stand vor einem Riesenberg von Problemen und wusste nicht mehr, wo ich anfangen sollte, sie zu lösen." Dann wurde er vorgeladen in die Chefetage. Bei Ankündigungen wie „Wir müssen noch mal umstrukturieren" bekam Holger Herzklopfen. Er wurde zittrig und hatte das Gefühl, nicht mehr richtig atmen zu können. „Es war, als ob mir jemand die Luft abschnürte." Mitten im Gespräch ging er raus. Erst mal auf die Straße. Dann nach Hause. Er nahm das Telefon nicht mehr ab, stellte das Handy aus und fuhr den PC nicht mehr hoch. „Da war nur noch Angst." Zuerst vor Anrufen, Vorwürfen, Bedrohungen. Und dann kam die Angst vor der Angst. Wie sollte er zurück an seinen Arbeitsplatz? Würde bald die Kündigung kommen? Holger ließ sich krankschreiben, denn er fühlte sich tatsächlich krank – vor Angst.

> Mehr Mitarbeiter, mehr Arbeit, mehr Verantwortung – und dafür auch mehr Geld und mehr Ansehen. Was wie ein verlockendes Angebot klingt, kann sich zu einem Albtraum auswirken.

Warum bloß? Schließlich hatte er nichts Schlimmes getan. Er hätte sich wehren können, einfach Nein sagen, als immer mehr auf ihm lastete. Andere schaffen das doch auch. Warum suchte er nicht das Gespräch? Ein Vorgang, der früher selbstverständlich für ihn war. Die Lage war nicht aussichtslos. Er könnte schließlich in einen anderen Bereich wechseln – mit weniger Herausforderungen, aber auch weniger Stress. Doch Holger fühlte sich wie gelähmt. Er konnte nichts mehr „locker" sehen. Da lag nur noch ein riesiger Berg von Problemen vor ihm. Schon bei dem Gedanken daran zog sich in ihm alles zusammen.

Extreme Formen der Angst, bei denen die Betroffenen das Gefühl haben, nicht mehr am Leben teilnehmen zu können, lassen sich oft nicht allein durch Selbstregulierungen heilen.

Kein Wunder. Das moderne Berufsleben führt immer häufiger zu Ängsten durch Überforderung. Mit neuen Techniken sind Berufstätige rund um die Uhr erreichbar. Ohne einen letzten Blick aufs Smartphone oder den finalen E-Mail-Check um Mitternacht haben immer mehr Leute Angst, etwas zu verpassen.

Die Konkurrenz schläft nicht. Arbeitsplätze gibt's immer seltener auf Lebenszeit. Der typische Berufstätige unserer Zeit muss sich von Projekt zu Projekt bewähren und dabei immer mit der Sorge leben, den Job zu verlieren. Zeitdruck, unzählige E-Mails, ständige Erreichbarkeit erhöhen die allgemeine Empfindlichkeit und damit auch das Angstniveau.

Dabei ist jedes Angstschicksal individuell. Im therapeutischen Bereich unterscheiden wir genau zwischen Angst- und Panikproblemen. Für die Betroffenen selbst ist das schwieriger. Denn das Leiden unter Angstsymptomen kann von leichten Beeinträchtigungen wie unangenehmen Gefühlen bis zur völligen Isolation reichen.

Das betrifft genauso das Privatleben wie den beruflichen Bereich. Extreme Formen der Angst, bei denen die Betroffenen das Gefühl haben, nicht mehr am Leben teilnehmen zu können, lassen sich oft nicht allein durch Selbstregulierungen heilen. In solchen Fällen ist professionelle Hilfe sinnvoll und sollte unbedingt in Anspruch genommen werden.

„Ich kann mich nicht zusammenreißen"

Selbstvorwürfe bringen niemanden weiter. Im Gegenteil: Der Körper reagiert darauf mit der Ausschüttung von noch mehr Stresshormonen.

Gleichgültig, wie groß die Not ist: Alle Menschen, die sich mit Ängsten plagen, haben eins gemeinsam. Sie verstehen sich selbst nicht mehr. Denn sie wissen eigentlich, dass ihre Probleme rational nicht zu erklären sind. „Ich kapiere nicht, warum ich mich nicht zusammenreißen kann." – „Ich müsste es einfach nur tun." – „Andere schaffen das ja auch." Solche Vorwürfe machen die ganze Sache keineswegs besser. Denn sie entschärfen die Situation nicht, sondern verschlimmern sie. Der Ärger über sich selbst führt zu weiteren Angstattacken. Die Gedanken an die scheinbar unlösbaren Probleme sind schon schlimm genug; kommen dann noch Vorwürfe über die eigene Unzulänglichkeit dazu, reagiert der Körper mit einer weiteren Ausschüttung von Stresshormonen.

Schlimm genug, wenn man Angst hat. Doch dann kommt noch die Angst vor der Angst und vor der Entdeckung dazu. Das Gefühl bleibt, auch wenn man sich selbst nicht mehr versteht. Nur wer den Mechanismus durchschaut, kann die Panik mit gezielten Übungen im Keim ersticken.

Ein verhängnisvoller Kreislauf setzt sich in Gang: Da ist zuerst die Angst vor einer Aufgabe, aus der die nächste Stufe, die Angst vor der Angst, entsteht. Daraus resultiert Unzufriedenheit mit sich selbst, die zu neuen Ängsten führt. Und schließlich kommt noch die Angst vor den anderen dazu. Wer leidet, möchte nicht, dass andere davon erfahren. Ein weiterer Angstfaktor bestimmt den Alltag.

Machen Sie sich ruhig immer wieder klar, dass sie mit keinem anderen Menschen so viel Zeit verbringen wie mit sich selbst. Also sprechen Sie auch viel mit sich selbst, ohne dass Sie es bewusst merken. Solche inneren Dialoge laufen automatisch ab – wie der aufrechte Gang. Deshalb achtet kaum jemand darauf, wie er eigentlich mit sich selber umgeht. Ängstliche Menschen sind besonders streng mit sich und machen sich Vorwürfe, die sie, würden sie von anderen kommen, geradezu unverschämt fänden. Sich selbst als „Schweinehund" zu betiteln, hat nichts mit sinnvoller Selbstkritik zu tun. Auch beim Umgang mit sich selbst ist ein würdigender Tonfall angemessen. Jede Form von Selbstzerfleischung ist kontraproduktiv.

Um zu verhindern, dass die Angst zu mächtig wird, sollte jeder, der häufig oder gelegentlich damit zu kämpfen hat, sich erst einmal klarmachen, dass Angst in ihrem ursprünglichen Sinne gar nicht so schlecht ist. Sie muss nur rechtzeitig mit geeigneten Maßnahmen in Schach gehalten werden, bevor sie gefährlich hochkocht und sich potenziert.

Angst und Panik sind von ihrem Ursprung her natürlich, von der Natur sinnvoll vorgegeben und führen zu gesunden körperlichen Reaktionen. Ein angeborenes oder erlerntes Gefühl für Bedrohungen ist lebensrettend. Es schützt uns vor Gefahren, Übermut, Überforderung, Schmerzen, Krankheiten und vor Selbstüberschätzung mit negativen Folgen.

Angstsymptome als natürliche Bremsen

Wer Angstsymptome unterdrückt und die ersten leisen Warnungen des Körpers nicht wahrnimmt, lebt gefährlich – vor allem, wenn er oder sie sehr ehrgeizig ist. Ständig fokussiert auf Erfolg und Karriere, nie mit sich zufrieden – das macht krank, weil der Wechsel zwischen Stress und Entspannung fehlt. Angstsymptome können hier sinnvolle Bremsen sein. Wer diesen Mechanismus durchschaut, hat bereits einen wichtigen Schritt getan, um die Angst vor der Angst zu reduzieren. Ein beruhigendes „Ich spüre, dass ich Angst habe – und das ist gut so“ verhindert das klassische „Ich spüre, dass ich Angst habe, und kriege bei dem Gedanken daran noch mehr Angst.“ So wird die Energie verringert, aus der zukünftige Panikattacken entstehen. Ein erstes Cool-down der hochkochenden Emotionen.

Ist es gelungen, den Mechanismus, in dem Angst entsteht, zu durchschauen, steigen die Selbstsicherheit und das Vertrauen in den eigenen Körper („Danke, dass du mich rechtzeitig warnst.“). Einfache Übungen wie „Ein Duft für meine Sicherheit“ (siehe unten) oder Angstreduzierung mit der Magic-Words-Methode (siehe „Angst hat viele Gesichter“) unterstützen dabei. Auch die eigene Einstellung zu anderen Menschen und eigenen Erlebnissen ist ein wichtiges Kriterium bei der Angstreduzierung.

Eine Situation, zwei Perspektiven

Wie unterschiedlich die gleiche Situation aus verschiedenen Perspektiven wahrgenommen wird, zeigt eine alltägliche Situation. Eine Frau hat sich schön gemacht, geht auf dem Weg zur Arbeit an einer Baustelle vorbei und hört ein paar Bauarbeiter hinter ihr herpfeifen. Sofort lässt ihre Laune nach: „Unverschämtheit, gleich am Morgen werde ich so belästigt. Da ist der Tag doch schon wieder gelaufen.“

Die gleiche Szene könnte auch ganz anders enden. Die Männer pfeifen, die Frau ist zufrieden: „Na also, klappt ja prima heute. Die Mühe am Morgen war nicht umsonst. Das macht mir jetzt richtig gute Laune, die mich sicher durch den Tag trägt."

Dieses Beispiel zeigt: Auch wenn Situationen äußerlich gleich sind, gibt es keine objektive Wahrheit, weil jeder das Ereignis anders erlebt. Das lässt sich mit psychologischer Hilfe positiv beeinflussen. Die sogenannte Rational-Emotive Therapie (RET) setzt voraus, dass die Wirkung jedes Erlebnisses davon abhängt, wie der Mensch es wahrnimmt und wie er eingestellt ist gegenüber anderen Leuten und Dingen, die um ihn herum passieren. Je irrationaler und negativer das Denken dabei ist, desto häufiger kommt es zu psychischen Problemen. Die betroffenen Menschen spüren vor allem schlechte Gefühle wie Wut, Trauer, Angst und Verzweiflung. Im Rahmen der Therapie lernen sie im Dialog, Denkmuster zu analysieren und dabei herauszufinden, ob diese tatsächlich irrational sind. Das Ziel lautet dann: Die negativen Gedanken durch positive ersetzen.

> Auch wenn Situationen äußerlich gleich sind, gibt es keine objektive Wahrheit, weil jeder das Ereignis anders erlebt.

Vertraute und beruhigende Gerüche

Das limbische System im Gehirn reagiert positiv auf angenehme Gerüche. Es setzt Signale, die beruhigend wirken und Zufriedenheit geben.

Wahrscheinlich kennen Sie das: Der Duft nach Apfelkuchen in der Küche weckt Vertrautheitsgefühle. Pustet jemand eine Kerze aus oder schält im Sommer eine Mandarine, so heißt es sofort: „Mmh, hier riecht es nach Weihnachten.“ Also nach Gemütlichkeit, Kindheitserinnerungen und Geborgenheit. Nicht umsonst versprühen Supermärkte Duftstoffe, damit die Kunden sich wohlfühlen, länger bleiben und mehr kaufen.

Ein Geruch kann das Verhalten von Menschen nachhaltig verändern. Manchmal sind es ganz triviale Faktoren, die dabei eine entscheidende Rolle spielen. Studien bestätigten zum Beispiel, dass ein angenehmer Duft in der Luft die Hilfsbereitschaft steigert. Auf die Frage „Würden Sie mir wohl Geld wechseln?“ antworteten vor einem Kaufhaus, aus dem der Duft frisch gebackener Plätzchen strömte, 60 Prozent der Befragten mit Ja. Vor einem geruchsfreien Geschäft waren hingegen nur 20 Prozent dazu bereit.

ÜBUNG: EIN DUFT FÜR MEINE SICHERHEIT

Das oben beschriebene Phänomen können ängstliche Menschen sich zunutze machen. Testen Sie verschiedene Gerüche. Das können aromatische Öle sein (zum Beispiel Orange, Zimt, Pfefferminz), Parfums, Hautpflegeprodukte mit Geruch oder Blumenduft). Finden Sie dabei heraus, welcher Duft eine beruhigende Wirkung auf Sie hat. Wenn Sie das Richtige gefunden haben, füllen Sie sich damit ein Fläschchen für die Handtasche. Ihren persönlichen Sicherheitsduft können Sie auf diese Weise mit sich herumtragen und zwischendurch immer mal wieder daran schnuppern.

Damit diese Beruhigungsmethode wirksam bleibt, ist es wichtig, dass Sie am Anfang nicht erst daran riechen, wenn die Angst schon da ist. Die Friedenssignale sollten Sie zunächst nur in gelassenen Phasen aussenden. So gewöhnt sich das Gehirn an die Kombination von Wohlgefühl und Geruch. Es verinnerlicht: Dieser Duft tut gut. Später – also dann, wenn der Gewöhnungsprozess abgeschlossen ist – lässt sich damit die allgemeine Angstbereitschaft senken, und der Sicherheitsduft lindert akute Angst.

Mit Humor Muster umprogrammieren

Die Magic-Words-Methode (mehr dazu im Kapitel „Angst hat viele Gesichter") hilft, den Teufelskreis aus Angst und Angst vor der Angst durch gezielte Regulierung der Gedanken zu durchbrechen.

Während das Wort „Angst" für Sie wahrscheinlich bisher mit dunklen, bedrohlichen Bildern verbunden war, stellen Sie sich jetzt jeden Buchstaben einfach mal als lustigen Gesellen vor. Winkende Arme über dem A, tanzende Füße unter dem N, das G lächelt, das S kommt im Pünktchenkleid und das T schwebt mit seligem Gesichtsausdruck vor sich hin. Das ist ein erster Schritt zur inneren Versöhnung mit dem Phänomen. Fangen Sie an, das Wort Angst, wann immer Sie es sehen oder hören, mit diesen netten Bildern zu verbinden. Angst steht jetzt nicht mehr für Leiden, seelische Schmerzen, Einsamkeit oder Bedrohungen, sondern für eine Mischung aus Ängstlichkeit und Humor. Mit solchen Mentalübungen lassen sich Gedankenmuster umprogrammieren und die Lebensqualität verbessern.

Ängste kann man lieb haben

Appelle an die eigene Selbstdisziplin bringen meist nichts. Stattdessen brauchen Sie ein zuverlässiges Angstmanagement für schnelle Erste-Hilfe-Maßnahmen.

Um Ängste zu überwinden, gibt es verschiedene Wege, die aufeinander aufbauen oder sich gegenseitig unterstützen können. Das beginnt mit der jeweiligen Lebenssituation als Ausgangspunkt. Es existieren geradezu fruchtbare Nährböden, auf denen Angst gedeiht, und „Klimazonen", in denen sie bereits im Keim erstickt wird.

Ein Beispiel: Stellen Sie sich einmal vor, Sie hätten noch nie in Ihrem Leben einen Schluckauf gehabt und würden auch niemanden kennen, der gelegentlich von diesem Phänomen heimgesucht wird. Welch ein Schreck würde Sie durchfahren? Beim ersten Hicks würden Sie noch gelassen bleiben. Ups, was war das denn? Doch wenn die Aufstoßer sich dann plötzlich in regelmäßigen Abständen wiederholen, ohne dass Sie es kontrollieren können, dann würde die Angst sich von Mal zu Mal steigern. Hilfe! Bin ich krank? Wird das noch mehr? Geht es überhaupt wieder weg? Kann ich daran ersticken, wenn die Wucht zunimmt? Ich muss sofort etwas tun – solange es noch nicht zu spät ist. Die Nachbarn um Hilfe rufen? Gleich den Notarzt holen?

Na klar, Sie wissen ja noch nicht, dass die heftigen Krämpfe nach ein paar Minuten wieder vorbei sind und keine weiteren Folgen haben. Sollte der Notarzt tatsächlich anrücken, hätte sich der Schluckauf bis zu seiner Ankunft wahrscheinlich längst gelegt.

Doch wenn Sie niemand aufklärt, geht die Angst weiter: Was wäre, wenn ich diese merkwürdige Serie von „Rülpsern" in einer wichtigen Konferenz kriege? Damit im Auto säße oder einen Vortrag halten müsste? Unmöglich! Also melde ich mich erst einmal krank. Lasse mich gründlich untersuchen und glaube es gar nicht so recht, wenn mir nun jemand erklärt: „Alles in Ordnung."

Erst wenn jemand Sie endlich darüber aufklärt, dass ein normaler Schluckauf eine zwar merkwürdige, aber völlig harmlose angeborene Körperreaktion ist, dass er einfach vorbeigeht und keine Folgen hat – dann würde die Angst verschwinden.

Ob jemand etwas nicht weiß oder nicht in der Lage ist, sich entsprechende Informationen zu besorgen – Unwissenheit bildet die beste Basis für Ängste. Hier helfen ganz rationale Lösungen: Informieren Sie sich und setzen Sie sich mit dem unangenehmen Gefühl der Furcht ganz „vernünftig“ auseinander. Wenn das gelingt, kann man Ängste gelassen hinnehmen und muss nicht panisch versuchen, sie auszurotten. Im Gegenteil: Seien Sie dankbar, dass Sie dieses verlässliche Warnsystem Ihres Körpers haben. Denn Ängste kann man lieb haben.

> Unwissenheit ist die beste Basis für Angst. Hier sind rationale Gedanken gefragt. Informieren Sie sich, stellen Sie sich selbst Fragen und überlegen Sie, was passiert, wenn Befürchtungen wahr werden, damit Sie sich Notausgänge offen halten können.

Sich selbst die Angst mit Strenge oder einem Appell an die eigene Selbstdisziplin zu verbieten, das funktioniert meistens nicht. Wenn jemand Ihnen zum Beispiel vor einem furchterregenden Ereignis Mut machen will, indem er behauptet: „Du musst keine Angst haben“, glauben Sie das nicht ohne Weiteres. Sie werden nachfragen („Warum nicht?“) und eine Erklärung verlangen, die Sie aufgrund Ihrer eigenen Lebenserfahrung akzeptieren können. Dann werden Sie sofort merken, wie der Stresspegel sinkt. Vielleicht atmen Sie tief durch, reden beruhigend zu sich selbst („Es ist alles gut; es ist richtig, auf sich aufzupassen“) und machen damit einer inneren Gelassenheit Platz.

Legen Sie sich Ihr eigenes kleines Angstmanagement zurecht wie einen Erste-Hilfe-Kasten. Stellen Sie sich Fragen: Wovor habe ich Angst? Wie kann ich das beeinflussen? Was passiert, wenn meine Befürchtungen wahr werden? Wahrscheinlich ist auch das kein Weltuntergang, wenn Sie schon vorher gedanklich verschiedene Notausgänge öffnen.

Was wird passieren, wenn mein Chef mir Vorwürfe macht?

Ich werde in Ruhe aufzählen, was ich alles getan habe, und damit belegen, dass alles nach Plan gelaufen ist und seine Wut ins Leere geht.

Ich traue mich nicht zum Zahnarzt

Auf die Kinderberuhigungsnummer beim Zahnarzt („Das tut gar nicht weh") falle ich nicht mehr rein. Wie kann ich mich so vorbereiten, dass ich mich trotzdem hintraue?

> Lernen Sie, gelassen zu bleiben, indem Sie sich in Stresssituationen an Momente erinnern, in denen Sie erfolgreich waren.

Führen Sie ein Gespräch mit anderen („Wie macht ihr das denn?"), mit dem Zahnarzt über Betäubungsmöglichkeiten – auch die Angst vor Schmerzen lässt sich mit rationalen Argumenten reduzieren. Bitten Sie den Zahnarzt darum, dass Sie während der Behandlung die wingwave-Musik über Kopfhörer zur Beruhigung einsetzen können.

Ich habe Angst vor der Prüfung

Schon bei dem Gedanken daran wird mir schlecht. Ich muss mich krank melden, oder?

Lernen Sie, gelassen zu bleiben, indem Sie sich in solchen Situationen an Momente erinnern, in denen sie erfolgreich waren – auch wenn es ein gelungener Kuchen oder ein tröstender Satz zur besten Freundin war. Vieles in Ihrem Leben hat schon gut geklappt. Sagen Sie sich zum Beispiel: „Ich habe viel gelernt. Es muss ja nicht die beste Prüfung aller Zeit werden. Hauptsache, ich gehe hin.“ Oder: „Ich stelle mir vor, dass die Prüfer große Micky-Maus-Ohren tragen – dann kann ich innerlich schmunzeln und werde gelassen.“

Hilfe, in meinem Zimmer ist ein Monster

Ein Kind will nicht ins Bett, weil es Angst vor Monstern hat. Nehmen Sie die Furcht ernst. Vielleicht können Sie eine kleine Geschichte erfinden, in der ein Monster sich nicht ins Zimmer traut, wenn das Nachtlicht leuchtet. Das Kind kann das Monster dann mit seiner Lampe vertreiben.

Ich habe große Angst vor Krankheiten

Würdigen Sie die Angst erst einmal, denn dann versäumen Sie sicher keine Vorsorge und können das gute Gewissen zur Angstreduzierung einsetzen: „Wenn ich mich rechtzeitig durchchecken lasse, kann mir kaum noch etwas passieren.“

Entscheidungen, die mit klarem Kopf und ohne Panik gefällt werden, sind meist die besseren. Akzeptieren Sie Angst als natürlichen Bestandteil Ihres Lebens.

Ob Sie Angst vorm Fahrstuhlfahren, Fliegen, Reden, vor Prüfungen, vorm nächsten Tag oder vor anderen Menschen haben – im Laufe dieses Buches werden Sie Tipps, Übungen und Anregungen für rationale Argumente finden, mit denen Sie die Angst bewältigen können.

Entscheidungen, die mit klarem Kopf und ohne Panik gefällt werden, sind meist die besseren. Angst verhilft dazu. Sie ist wie ein innerer Beschützer, Berater oder sogar ein Schutzengel. Sie kann Teil Ihrer

Arbeit sein und mit Ihnen Erfolgsgeschichte schreiben. Denn sie ist es, die zur richtigen Zeit das richtige Signal sendet. Akzeptieren Sie Angst als natürlichen Bestandteil Ihres Lebens. Die Furcht vor etwas verhindert nicht nur Kurzschlussreaktionen, die Sie später bereuen, sondern liefert sogar ein Plus an Lebensqualität, wenn es Ihnen gelingt, sich nicht allzu sehr von ihr vereinnahmen zu lassen.

Erkennen Sie die liebenswerten Seiten der Angst. Sie bewahrt vor falschen Entscheidungen, regt zum Nachdenken an und bewirkt positive Veränderungen, solange Sie sich nicht von ihr vereinnahmen lassen.

Denn zu starkes Vertrauen in die Macht des Schutzengels kann nach hinten losgehen, wie das folgende Beispiel zeigt: Ein Mann ist allein mit dem Schiff unterwegs, das Meer schlägt Wellen – das Schiff kentert und sinkt. Dem Mann bleibt nichts anderes übrig, als zu schwimmen. Seine Angst wird nun sein Schutzengel. Sie muss ihm beim Überleben helfen. Zuverlässig stattet sie ihn sofort mit besonderer Kraft und außergewöhnlicher Aufmerksamkeit aus. Tatsächlich gelingt es ihm, einem Hai zu entkommen, weil er ihn rechtzeitig gesehen hat. Sein körpereigenes Alarmsystem funkt: „Gefahr gebannt, der Hai dreht ab", rät aber gleichzeitig weiterhin zu äußerster Aufmerksamkeit.

Wie ein Radar späht der Mann um sich – und plötzlich meldet der Schutzengel einen Kraken, der von unten auftaucht und ihn in die Tiefe ziehen könnte. Auch dieser Gefahr kaum entkommen, droht erneut Furchterregendes. Der Angst-Schutzengel muss, höchst konzentriert auf weitere mögliche Attacken, die Umgebung im Blick behalten. Ihm bleibt vor lauter Stress keine Sekunde Zeit, sich mit Dingen zu beschäftigen, die nicht unmittelbar lebensbedrohlich sind. Als im Augenwinkel eine Insel auftaucht, nimmt er die automatisch wahr, checkt sie gedanklich hinsichtlich ihres Gefahrenpotenzials durch und kommt zu dem – aus seiner Sicht durchaus logischen –

Schluss: Insel? Ruhig, flacher Sandstrand, keine wilden Tiere, also keine Gefahr. „Das muss ich gar nicht melden. Ich vergesse es und wende mich sofort wieder den wahren Bedrohungen zu." So kann Angst zwar retten, aber – durch die Umstände auf den höchsten Stresspegel getrieben – auch so eng fokussiert „arbeiten", dass sie die leichteste und sicherste Rettung verhindert und kein guter Schutzengel mehr ist.

Mit einer gelassenen Haltung wird gezieltes Bewältigen machbar. Vielleicht gelingt es Ihnen sogar, zu erkennen, dass Angst in der guten Dosierung eigentlich etwas Liebenswertes ist. Ein Freund des Menschen, mit dem man nur richtig umgehen muss. Der zum Nachdenken anregt, Veränderungen bewirkt und vor Fehltritten bewahrt. Wir können lernen, das Phänomen Angst auf ein erträgliches Maß zu reduzieren, indem wir uns mit ihm versöhnen wie mit einem Schluckauf. Er kommt, ist vielleicht unangenehm, lässt uns aber relativ gleichgültig, solange wir die Gewissheit haben: Das geht vorbei. Die Angst ist eben der Schluckauf der Seele!

Führen Sie ein Gedankentagebuch

Was geschieht mit mir? Für diese Übung ist es sinnvoll, sich ein Gedankentagebuch anzulegen. Schreiben Sie zunächst Überlegungen, die Ihnen Furcht einflößen, genau auf. Beginnen Sie schon beim ersten Unwohlfühlen. Was ist vorher passiert? Hatten Sie mit jemandem Streit? Wurden Sie kritisiert? Solche Dinge können die Angstbereitschaft erhöhen. Was geschieht in Ihrem Kopf, wenn Sie Angst haben? Welche Worte sagen Sie zu sich selbst? Kommentieren Sie eine Woche lang Ihre Gefühle. Sie müssen dafür keine wissenschaftliche Arbeit zu Papier bringen. Es reicht auch, wenn Sie zum Beispiel ein kurzes „Hilfe!" mit einem Stichwort zur Situation, in der Sie Angst hatten, notieren.

Wenn Sie drei bis vier Seiten geschrieben haben, analysieren Sie Ihre Texte in Ruhe. Unter welchen Umständen waren Ihre Gefühle besonders eng mit Angst verbunden? Was muss passieren, damit die Furcht sich verstärkt? Mit dem ausgewerteten Papier lässt sich nun eine wirkungsvolle Angstreduktionstechnik einsetzen, die großen Einfluss auf Ihre Gefühle hat.

Die Angstreduktionstechnik

Wichtig zu wissen: Sätze, die die Angst verstärken, wirken nicht nur inhaltlich. Auch die Tonlage der inneren Stimme spielt dabei eine große Rolle – sie sorgt wortwörtlich für die Stimmung, in der wir uns befinden.

Ängstliche Menschen neigen häufig dazu, ihre gedachten Sätze so auszusprechen, dass sie ihnen selbst unheimlich sind – zum Beispiel inspiriert von gruseligen Filmen. Ein Satz mit Geisterhall, der Tonfall wie im Edgar-Wallace-Film, ein Kreischen wie im Horrorstreifen oder ein Kommando an sich selbst im Befehlston: „Stell dich nicht so an. Reiß dich endlich zusammen." Klar, dass das die innere Panik nicht gerade kleiner macht. Tatsächlich mindern lassen sich Ängste aber mit dem Gegenteil: Überspielen Sie die fiesen Ansagen mit einer freundlichen inneren Stimme. Dazu dient die folgende Übung:

> Welche Gefühle löst eine Botschaft in Ihnen aus? Das hängt nicht nur vom Inhalt, sondern auch von der Tonlage ab. Nutzen Sie das, indem Sie Ihrer inneren Stimme einen tragenden und Sicherheit vermittelnden Tonfall geben.

ÜBUNG: GUTE STIMMUNG GEGEN DIE ANGST

1. Suchen Sie sich einen Raum, in dem Sie ungestört sind und in dem Sie sich wohlfühlen. Sie sollten allein sein, also keine Zuhörer oder Zuschauer in der Nähe haben. Nun machen Sie es sich mit Ihrem Gedankentagebuch bequem.
2. Lesen Sie Ihre eigenen „Angstsätze" mit lauter, deutlicher Stimme vor.
3. Probieren Sie verschiedene Tonlagen aus, die angstreduzierend wirken: Sprechen Sie einmal mit einer hohen, piepsigen Micky-Maus-Stimme. Singen Sie Ihren Text wie ein A-cappella-Stück, wie einen Rap oder mit tiefer, dramatischer Opernstimme.
   Probieren Sie es auch mit Übertreibungen (zum Beispiel einer Stimme aus einem Gruselfilm), um der Gesamtsituation eine erleichternde Komik zu geben. Denn wenn man über sich selbst schmunzeln muss, macht sich schnell das Gefühl breit: So schlimm kann's doch nicht sein. Eine weitere Möglichkeit: Stellen Sie sich vor, dass ein Schauspieler oder ein Comedian den Text spricht.
4. Wenn Sie verschiedene Varianten ausprobiert haben, werden Sie merken, welche am wirkungsvollsten in Sachen Angstreduzierung ist. Die wählen Sie dann, um sich Ihren Text jeden Tag einmal vorzulesen – für mindestens fünf Tage lang.

Auch diese Übung sollten Sie in guten Zeiten machen, um in schlechten gewappnet zu sein. Wenn Sie oft genug trainiert haben, wird das Gehirn von allein die angstreduzierende Stimme einsetzen, sobald erste Anzeichen von Furcht aufkommen. So holen Sie sich selbst mit den gleichen Mitteln aus problematischen Situationen heraus, mit denen Sie vorher hineingezogen wurden. Der angstmachende Gedankenautomatismus wird durch einen angstreduzierenden, positiven Stimmungsautomatismus ersetzt.

Zittern, Herzrasen und kalte Füße

Mithilfe von Body-Scan und der Körper-Erlebnis-Skala bestimmen Sie den Grad Ihres Befindens in guten Zeiten, damit es auch in schlechten klappt.

Wo spüren wir eigentlich Angst? Sitzt sie uns im Nacken? Liegt sie schwer auf dem Herzen oder bringt sie es zum Rasen? Lässt sie uns am ganzen Körper zittern? Zieht sie das Blut aus dem Kopf, wenn jemand „blass vor Angst" wird? Bekommen wir kalte Füße, wenn sie uns bedroht? Nicht nur in Gedanken und Worten findet Furcht statt. Wir kennen auch die automatischen Körperreaktionen. Jede Angst hat ein sogenanntes Körperecho. Eine Region oder Stelle, in die sie hineinwirkt und an der sie Reaktionen auslöst.

> Wer gelernt hat, in sich hineinzuspüren und Angst sowie Freude im Körper zu lokalisieren, entwickelt ein neues Bewusstsein für die eigenen Emotionen.

Body-Scan

Bei Body-Scan-Übungen spürt man in sich hinein, um herauszufinden, wo die eigene Angst sitzt. Man begibt sich also auf die Suche nach Unangenehmem. Jeder kann aus seinem Empfinden heraus beschreiben, was er bei einem bestimmten Ereignis körperlich spürt. Das lässt sich zwar nicht objektiv nachmessen, doch man kann es in „gefühlte" Zahlen fassen. Damit das klappt, müssen Sie dieses In-sich-Hineinspüren lernen. Das hilft nicht nur beim Angstmanagement, sondern hat auch noch einen weiteren positiven Nebeneffekt: Körperlich spürbare Freude nehmen Sie häufiger wahr, weil Sie ein ausgeprägteres Bewusstsein dafür entwickeln.

Die Körper-Erlebnis-Skala

Um Ihr Wohlbefinden in guten und in schlechten Zeiten definieren zu können, stellen Sie sich eine Skala vor. In der Mitte (also bei Null) befinden Sie sich in einem normalen, angenehmen Zustand. Sie jubilieren nicht, aber Sie haben auch vor nichts Angst.

Versetzen Sie sich in Gedanken in eine angenehme Situation. Je öfter Sie den Body-Scan trainieren, desto schneller können Sie Ihre Gefühle mit dem entsprechenden Körperecho auf der Körper-Erlebnis-Skala einordnen.

Wird's Ihnen dabei ein bisschen unbehaglich, denken Sie in Zahlen unter Null. −10 ist dabei das schlimmste Unbehagen. Wenn es Ihnen besser als bei Normalnull geht, steigt das Wohlbefinden über Null. Bei + 10 könnten Sie ausflippen vor Freude. Mehr geht auf dieser „Körper-Erlebnis-Skala" nicht. Wenn Sie nun und an anderen Stellen dieses Buches aufgefordert werden, einen Body-Scan durchzuführen, ordnen Sie dieses bewusst wahrgenommene Körpergefühl einem Wert auf der Körper-Erlebnis-Skala zwischen −10 und +10 zu.

ÜBUNG: EINSTIEG IN BODY-SCAN

1. **Gute Voraussetzungen** schaffen: Begeben Sie sich in Gedanken an einen schönen Ort, mit dem Sie Erfreuliches verbinden. Vielleicht nehmen Sie das anregende Zusammensein mit Kollegen, den lustigen Abend mit der Schulfreundin, einen Familienausflug, den langen Strandspaziergang aus dem letzten Urlaub oder das unvergessene erste Frühstück auf dem Sonnenbalkon nach einem langen Winter.
2. **Direkteinstieg:** Wenn Sie eine besondere Wohlfühlszene gefunden haben, steigen Sie gedanklich mit allen Sinnen in dieses Erlebnis ein. Nehmen Sie wahr, welche Beziehung Sie

3. in jenem Moment zu Ihrer Umwelt hatten. Gehen Sie dabei alle Ihre Sinne nacheinander durch:
   - Was sehe ich innerlich, wenn ich an das Erlebnis denke?
   - Was gibt es zu hören?
   - Mit welchem Geschmack bringe ich den Moment in Verbindung?
   - Welcher Duft oder Geruch passt zum Erlebnis?
   - Welche Stimmung nehme ich wahr?
   - Welche Gefühle begleiten mich?
4. **Auf Spurensuche im Körper:** Spüren Sie nun genau in sich hinein. Wo nehmen Sie die wohltuenden Erinnerungen wahr? Scannen Sie in Gedanken Ihren ganzen Körper durch und stellen Sie fest, wo dieses positive innere Erlebnis ein angenehmes Körperecho bewirkt: Kopf, Nacken, Brustkorb, Arme, Hände, Rücken, Bauch, Beine – vielleicht sogar in den Füßen?
5. **In Worte fassen:** Finden Sie Formulierungen, die die angenehmen Gefühle beschreiben. Ist es Leichtigkeit? Oder fühlt es sich etwas angenehm schwer oder intensiv an? Ruhig, fließend, aufbauend, strahlend, anregend, belebend, kribbelnd oder beschwingend?
6. **Bewerten:** Jetzt rufen Sie sich die Körper-Erlebnis-Skala ins Gedächtnis – mit dem tiefsten Unwohlfühlfaktor bei –10 und dem höchsten Glück bei +10. An welcher Stelle würden Sie Ihre Empfindungen einordnen?
7. **Freude verstärken:** Machen Sie mehr aus Ihrer Freude, indem Sie die schönsten Gefühle einfach mit der Kraft Ihrer Vorstellung noch verstärken.
   Ist Ihr Ausgangswert zum Beispiel + 3, so geben Sie noch einen halben Punkt dazu – auf + 3,5. Geht danach noch mehr, wenn Sie sich ganz bewusst auf die Empfindung einlassen? Wie intensiv lässt sich das Ereignis im Nachhinein noch weiter im positiven Körpererleben einweben? Wenn möglich, steigern Sie den Wert jeweils um einen halben Punkt – solange wie es Ihnen leicht fällt.

Vielleicht fragen Sie sich jetzt: Was hat das alles mit meiner Angst zu tun? Es geht doch nur um das akkurate Gegenteil: die Freude. Doch beides hängt zusammen: Je öfter Sie den Body-Scan trainieren, desto schneller können Sie Ihre Gefühle mit dem entsprechenden Körperecho auf der Körper-Erlebnis-Skala einordnen.

Sobald Sie das mit positiven Emotionen gelernt haben, übertragen Sie es auch auf Angstphasen, in denen Sie die Angstreduktion genauso bewusst erleben wie die Steigerung der Freude. Sobald die Furcht nachlässt und das Körperecho schwächer reagiert, klettern Ihre „Angstzahlen" auf der Skala nach oben (werden also kleiner).

Negative Formulierungen vermeiden

Dass die Arbeit mit positiven Zielen viel effektiver ist, liegt an den Fähigkeiten unseres Gehirns. Das kann zwar viel, doch lässt es sich nicht beliebig manipulieren. Im Umgang mit „Nein" oder „Nicht" reagiert es nicht automatisch so, wie wir es uns wünschen. Das bestätigt ein leichter Test: Versuchen Sie, sich stark zu konzentrieren und dabei nicht an ein Eichhörnchen zu denken. Was passiert? „Das geht gar nicht", werden Sie zu Recht sagen. Innerhalb von Zehntelsekunden hat unser Gehirn bereits auf das Wort „Eichhörnchen" reagiert. Sofort taucht das kleine Tier vor unserem Auge auf – ohne dass Sie es verhindern können.

> Formulieren Sie immer wieder bewusst – auch in Gedanken – positive Sätze und Wörter, um frei von Ängsten zu werden. Wählen Sie Wörter wie „stabil", „ruhig", „sicher", „Entschlossenheit" oder „Zuversicht". So wird die Angst nach und nach immer weiter an den Rand des Bewusstseins gedrängt.

Also ist es durchaus sinnvoll, negative Formulierungen zu vermeiden. Eine Konzentration auf Angstfreiheit („Hoffentlich gerate ich nicht in Panik“) setzt den Eichhörncheneffekt mit dem Wort „Panik“ in Gang. Die körperlichen Reaktion ziehen entsprechend nach: Das Herz klopft, die Atmung wird schneller, und die Gedanken geraten durcheinander. Wir nehmen vor allem das Negative wahr.

Das Gehirn speichert vor allem Sinnesreize, die zu dem Thema passen, mit dem man sich gerade beschäftigt. Also nehmen alle, die ohnehin schnell unter Angst leiden, furchtbesetzte Informationen besonders stark wahr und verdrängen die positiven Geschehnisse.

Das Neurolinguistische Programmieren

Das sogenannte Neurolinguistische Programmieren (NLP) hat sich als Methode beim Umgang mit solchen Ängsten besonders gut bewährt. Es geht dabei um die Verbindung unseres Denkens und Verhaltens, das von unzähligen Gehirnzellen gesteuert wird und die Kommunikation von Gehirn und Körper organisiert („Neuro“). Die Verbindung sind Worte und Gedanken, also unsere Sprache („linguistisch“), die wiederum unsere Sinne (Sehen, Hören, Fühlen, Riechen und Schmecken) erreichen und positiv oder negativ beeinflussen können. Mit dem Programmieren ist die Möglichkeit der Einflussnahme gemeint. Negatives Denken und Verhalten kann damit verwandelt werden.

> Bei inneren Dialogen können Sie sich von tollen Vorbildern inspirieren lassen.

Sobald Körper und Geist erfahren haben, dass das nicht nur machbar ist, sondern vieles erleichtert, wird es zum selbstverständlichen Teil unseres Verhaltens. Wir haben uns dann erfolgreich selbst neurolinguistisch programmiert.

ÜBUNG: MEIN BESTER NACHRICHTENSPRECHER

Bei inneren Dialogen können Sie sich ruhig von tollen Vorbildern inspirieren lassen.

Wenn Sie Ihre alten negativen Angstwörter und Angstsätze durch positives Formulieren ersetzt haben, sollten Sie die neuen Begriffe laut vorlesen. Beachten Sie, dass ...

- Ihre Stimmlage dabei besonders beruhigend wirkt;
- Sie in tiefem, sonorem oder auch sanftem, beruhigendem „Sound" lesen – je nachdem, was besonders guttut;
- Sie Ihre Themen sachlich und routiniert wie ein professioneller Nachrichtensprecher präsentieren;
- Sie sich Vorbilder suchen dürfen. Kennen Sie einen Menschen, der besonders beruhigend spricht? Vielleicht einen bekannten Schauspieler, die nette Nachbarin oder den Fernsehmoderator? Analysieren Sie: Was gefällt Ihnen an dieser Stimme?
- Wiederholungen wichtig sind. Lesen Sie sich Ihren Sicherheitstext immer wieder in der für Sie besten Stimmlage vor. Oder malen Sie sich in Gedanken aus, wie Ihr stimmliches Vorbild Ihre Sätze wohl vortragen würde;
- das Ganze auch eine Frage der Gewöhnung ist. „Denken" Sie deshalb auch in anderen Situationen in einem beruhigenden Tonfall. Das führt zu innerer Sicherheit bei jedem Nachdenken;
- sogenannte Erinnerungsanker unterstützen. Das können bunte Klebepunkte, Kärtchen in Ihrer Lieblingsfarbe oder andere angenehme Symbole sein.

Perspektivenwechsel

Manchmal ist es hilfreich, sich selbst mit dem Blick eines anderen zu betrachten. Wenn man versucht, aus seiner eigenen Sichtweise herauszutreten, schafft man sich mit etwas Glück einen besseren Überblick.

ÜBUNG: PERSPEKTIVENWECHSEL FÜR DEN ÜBERBLICK

Um den Sinn dieser Übung zu verstehen, starten Sie mit einem kleinen Experiment. Schließen Sie die Augen und denken Sie an sich selbst – so wie Sie sich selbst ein paar Mal am Tag im Spiegel sehen oder auf Fotos oder Videos. Wahrscheinlich haben Sie eine ungefähre Vorstellung davon, wie Sie aussehen – gerade jetzt, wo Sie so dasitzen, mit geschlossenen Augen in Gedanken vertieft. Vielleicht wirken Sie etwas merkwürdig – so als ob Sie sitzend schlafen? Oder was würden andere denken, wenn die Sie jetzt sähen?

Wechseln Sie dafür die Perspektive. Schlüpfen Sie gedanklich in die Rolle des Betrachters von außen. Schaffen Sie sich eine sogenannte „dissoziierte Wahrnehmung" Ihrer eigenen Person, indem Sie sich innerlich mit den Augen eines anderen sehen. Das hat den Vorteil, dass man den Überblick behält.

Man kann sich aus sicherem Abstand und innerer Distanz ohne allzu große gefühlsmäßige Beteiligung in eine Situation hineindenken. Sie können aber auch wieder „in sich selbst" hineinschlüpfen und sich aus der inneren Perspektive wahrnehmen. Das nennt man dann eine assoziierte Wahrnehmung der eigenen Person.

Leichter verständlich wird das Ganze, wenn Sie einmal probeweise „mental" Achterbahn fahren.

Aus der dissoziierten Perspektive sieht das folgendermaßen aus: Sie verfolgen mit den Augen einen Menschen, der in einen Achterbahnwaggon steigt. Die Fahrt beginnt in der Ebene, dann geht es erstmals einen Berg hinauf. Oben kommt eine rechtwinklige Abbiegung, bevor es zum ersten Mal steil bergab geht. Sie beobachten das gelassen. Es löst kaum spürbare Gefühle in Ihnen aus. Eine Achterbahn mit Menschen. Mehr nicht.

Wechseln Sie nun in die assoziierte Wahrnehmung, sitzen Sie selbst im Achterbahnwagen. Spüren Sie, wie es beim Anfahren ruckelt, wie die Schwerkraft Sie beim Bergauffahren mit dem Rücken gegen die Lehne drückt, wie Ihnen beim Heruntersausen flau im Magen wird, wie Sie erleichtert ausrollen, bevor es erneut Richtung Himmel geht.

In der zweiten Version haben Sie sicher stärkere und intensivere Gefühle entwickelt als in der ersten. Diese leicht zu erkennende Tatsache kann die Grundlage für eine erfolgreiche Angstbewältigung sein. Denn mit der dissoziierten Betrachtungsweise, also der von außen, bringen Sie sich selbst in Sicherheit. Das funktioniert unbewusst oft sogar von ganz alleine: Um in schwierigen Situationen den Überblick zu behalten, nimmt der Mensch automatisch die Sicherheitsperspektive an. Das kann beispielsweise beim Zahnarzt Wunder wirken. Ziehen Sie sich selbst gedanklich aus der Perspektive des Behandelten heraus, dissoziieren Sie sich also.

> Wenn Sie sich bewusst in die Außenperspektive begeben, können Sie dramatische Situationen entschärfen und damit Stressgefühle reduzieren. Bei positiven Emotionen kehren Sie in die Innenperspektive zurück.

Blick aus der Sicherheitsperspektive

Dann beobachten Sie vor Ihrem geistigen Auge, wie eine andere Person behandelt wird. Sprechen Sie beruhigend zu sich selbst: „Gut, dass ich mich in die Sicherheitsperspektive gebracht habe. Hier kann mir nichts passieren." Die Anspannung wird sich verringern, Stressgefühle verschwinden. Natürlich können Sie das auch umgekehrt einsetzen: Sobald Sie sich wieder in einer erfreulichen Lebenslage befinden, nehmen Sie ganz bewusst die assoziierende Perspektive ein. Durchleben Sie Positives intensiv und mit allen Sinnen

„von innen“. Das vertreibt nicht nur Ängste, sondern verbessert die Lebensqualität und schafft Ihnen mehr Glücksgefühle. Diese Methode ist für Menschen mit gutem visuellem Vorstellungsvermögen geeignet.

Angst kann man spüren

Wo spüre ich Angst? Kaum eine Emotion lässt sich im Körper so gut lokalisieren wie Angst. Zwar fühlt jeder Mensch sie an einer anderen Stelle, doch den meisten fällt es nicht schwer, diese Stelle zu benennen. „Das schlägt mir auf den Magen“ – „Da wird mir ganz übel“ – „Meine Kehle schnürt sich zu“ – „Ich kriege keine Luft mehr“ – „Hilfe, schon bei dem Wort bekomme ich Beklemmungen“. Oft macht sich die Angst im Brustkorb oder im Bauchbereich bemerkbar. Doch sie kann auch im Rücken, in den Armen oder in den Beinen („Ich kriege weiche Knie“) fühlbar werden.

> Gefühle wie Angst stehen in unserer inneren Vorstellung nicht still, sondern sie bewegen sich in eine Richtung. Gelingt es Ihnen, die zu definieren, haben Sie es in der Hand, über die Richtung Ihrer Emotionen zu bestimmen.

Um herauszufinden, wo Ihre Angstreaktionen sich bemerkbar machen, begeben Sie sich gedanklich zurück zu einem furchterregenden Erlebnis, das für Sie mittelmäßig bedrohlich war, also etwa auf der Hälfte der Skala zwischen null und minus zehn liegt. Um Ihre persönliche Angstreaktion besser kennenzulernen, ist es wichtig, dass Sie sich ein relativ harmloses Ereignis aussuchen. Spüren Sie nun tief in sich hinein, wie Sie es von der Body-Scan-Methode her kennen. In welchem Körperteil manifestiert sich das ungute Gefühl? Wenn Sie nicht ganz sicher sind und vielleicht noch zwischen zwei Bereichen schwanken, überlegen Sie: An welcher

Stelle habe ich es zuerst gespürt – auch wenn es nur eine Zehntelsekunde früher war?

Angst hat eine Richtung

Wahrscheinlich werden Sie dabei auch noch ein anderes interessantes Phänomen feststellen: Gefühle wie Angst sind, so erstaunlich dies klingen mag, immer mit einer Bewegungsrichtung verbunden. Wenn Sie die nicht auf Anhieb benennen können, werden die folgenden Beispiele Ihnen dabei helfen. Das Ziel: Sie können Angstempfindungen danach in positives Gefühl verwandeln. Was empfinden Sie in Sachen Richtungsbewegung, wenn Sie sich gedanklich in eine mittelmäßige Angstsituation hineinbegeben?

Die Gefühle ...

- drücken mich nach hinten
- „schubsen" mich nach vorne
- ziehen oder drücken mich nach unten
- pressen mich nach oben
- kreisen linksherum
- kreisen rechtsherum
- kreisen vor dem Körper, aber vom Körper weg
- kreisen rückwärts
- bewegen sich waagerecht von links nach rechts
- bewegen sich waagerecht von rechts nach links

Je besser Sie Ihre Angstempfindungen kennen, desto genauer können Sie mit verschiedenen Übungen dagegen angehen. Sie merken schnell: Ich bin nicht mehr hilfloses Opfer, sondern kann etwas tun.

ÜBUNG: VERWANDLUNG DURCH RICHTUNGSÄNDERUNG

Lassen Sie Ihre Angst zusammenschmelzen – das dauert anfangs etwas länger, wird aber später zum Selbstläufer.

1. Begeben Sie sich wieder gedanklich in eine Angstsituation auf mittlerer Stufe.
2. Bestimmen Sie per Body-Scan, an welcher Stelle im Körper die Angst sich als Erstes bemerkbar macht.
3. Spüren Sie in sich hinein: In welche Richtung bewegt sich Ihre Angst?
4. Nun schalten Sie um: Konzentrieren Sie sich auf die Gefühlsrichtung und beginnen Sie dann, die Richtung gedanklich zu ändern – und zwar in die entgegengesetzte Richtung, also rückwärts statt vorwärts, links- statt rechtsherum oder aufsteigend statt niederdrückend.
5. Lassen Sie sich Zeit – für einen Umschaltprozess mindestens fünf Minuten. Erst wenn Sie regelmäßig geübt haben, klappt das Umschalten schneller, nämlich bereits nach zehn Sekunden.
6. Spüren Sie, was dabei in Ihrem Körper vor sich geht: wie die Angst zusammenschmilzt und sich in ein neutrales, später vielleicht sogar angenehmes Gefühl verwandelt.
7. Wiederholen Sie die Übung möglichst oft; am besten jeden Tag. Denn so kann eine Gewohnheit daraus werden, weil das Umschalten – ähnlich wie bei anderen Übungen – ein automatischer Vorgang wird. Aufkommende Angstgefühle sind dann gleichzeitig die Impulse zum Umschalten.

ANGST HAT VIELE GESICHTER

Attacken scheinbar ohne Grund, Menschen, die sich leicht gruseln, isolierte Blockaden oder die Folge von negativen Erfahrungen – Angst macht sich auf unterschiedliche Weise bemerkbar.

Tiere, Menschen, Orte – wir fürchten uns vor Dingen, die mit Gefühlen verbunden sind. Das Leben ist gefährlich, funktioniert aber trotzdem.

Wovor kann man eigentlich Angst haben?

Wer sich gezielt auf die Suche nach Angstauslösern begeben würde, müsste nicht allzu lange suchen. Denn an jeder Ecke lauern Gefahren, die furchtsame Menschen in Panik versetzen – zumindest theoretisch. Was kann nicht alles Schreckliches passieren? Bedrohungen umgeben uns rund um die Uhr und an fast jedem Ort der Welt. Eine Spinne, ein Käfer oder eine Ratte könnten aus Ritzen kriechen. Ein Hund könnte beißen. Ein Löwe aus dem Zoo ausbrechen. Ein Pferd austreten. Eine Katze Unglück bringen. Eine Fledermaus jemanden erschrecken. Oder ein Bär plötzlich im Wald auftauchen.

Auch ohne Fell- oder Krabbeltiere hat die Natur in Sachen Gefahren viel zu bieten: Dunkelheit, Unwetter, Erdbeben, Flutwellen oder

Blitzeinschläge. Vielleicht wird man auch Opfer von Katastrophen wie Verkehrsunfällen, Bränden oder Überschwemmungen, Betrügern, Verbrechern oder Krankheiten. Hohe Türme, Menschenmengen und enge Räume lösen beklemmende Angst aus. Und nicht einmal vor uns selbst und unseren Mitmenschen sind wir sicher: Andere könnten uns enttäuschen, schlecht behandeln, in einen Streit verwickeln, beschimpfen, üble Laune verbreiten. Nicht auszuschließen, dass wir in Fettnäpfchen treten, uns lächerlich machen, zu schlechte Leistungen zeigen, den Wünschen der anderen nicht gerecht werden. Kurzum: Das Leben ist gefährlich, aber wir leben trotzdem.

In gewissem Maße schützt die Angst uns vor allzu großen Risiken: Wir vermeiden Konflikte, schauen am Straßenrand kritisch nach links und rechts, um nicht überfahren zu werden, und gehen auf Abstand, wenn ein Hund bellt. Halten Sicherheitsabstand und suchen uns Aufgaben, die wir ohne Panik bewältigen können. Jeder Mensch empfindet Angst vor unterschiedlichen Dingen in sehr unterschiedlichem Ausmaß. Und trotzdem gibt es Ängste, die weiter verbreitet sind als andere. Dazu gehören die vor Dunkelheit, Einsamkeit, Spinnen, Schlangen, Abgründen, Krankheiten, engen geschlossenen Räumen oder Gewittern. Angst vor blauem Himmel, hellen Räumen mit Fenstern, Stofftieren, Bäumen oder flachen Gewässern kennt hingegen kaum jemand.

Wer sich gezielt auf die Suche nach Angstauslösern begibt, muss nicht allzu lange suchen. Denn an jeder Ecke lauern Gefahren, die furchtsame Menschen in Panik versetzen.

Unsere Ängste lassen sich in drei große Bereiche einteilen: Es sind immer Tiere, Menschen und Orte, die wir mit Gefühlen verbinden – etwas anderes kann das Gehirn nicht. Es gibt zum Beispiel weltweit keine Steckdosenphobie.

Woher kommt Angst?

Die Antwort auf diese Frage ist nicht eindeutig: Angst ist zum Teil angeboren – das haben wir ja schon beschrieben –, zum Teil aber auch in unserer persönlichen Lerngeschichte durch Prägung durch Vorbilder erworben. Von Geburt an verfügen wir über die Fähigkeit, uns zu fürchten, haben jedoch noch keine Erfahrung damit gemacht.

Wenn ein Baby zum Beispiel mit etwa acht Monaten anfängt, Angst vor fremden Menschen zu haben, ist das eine natürliche und sinnvolle Schutzreaktion. Dieses Fremdeln hat nichts damit zu tun, dass Unbekannte ihm bereits etwas Böses angetan haben.

Abgucken bei anderen

Sobald das Kleine etwas größer ist, merkt es, wie die anderen reagieren – vor allem die, die ihm nahestehen. Mutter, Vater, Bruder, Schwester – wenn die sich vor etwas fürchten, lernt auch das Kleinkind von ganz allein: Oh, da muss ich auf der Hut sein.

> Theoretisch ist das Leben voller Gefahren, praktisch passiert aber vergleichsweise wenig. Wie wir Bedrohungen wahrnehmen, ist angeboren, erworben oder erlernt – und bei jedem Menschen unterschiedlich.

Besonders nah gehen uns im Laufe des Lebens Dinge, die Menschen passieren, die uns ähnlich sind. Zum Beispiel weil sie genauso alt sind, in der gleichen Straße wohnen, eine ähnliche Herkunft haben oder im gleichen Beruf arbeiten wie man selbst. Was denen geschieht, ist dann besonders furchterregend.

Gleichgültig, was passiert, wenn es kein Gutes Ende genommen hat, sind wir um eine Erfahrung und um die daraus resultierenden Ängste reicher. Ein schmerzhafter Sturz, und wir passen bei Glatteis besser auf. Ein gruseliger Film, und wir fürchten uns bei Nebel im Wald. Nach einem Autounfall möchten viele nicht mehr fahren. Nach einem Einbruch fühlt man sich in der eigenen Wohnung nicht mehr wohl. Übertragene Ängste sind die Folge.

Wo im Gehirn ist das Zentrum der Angst?

Was geschieht bei Angst im Gehirn? Der Hippocampus reagiert auf Orte und assoziiert automatisch Angstgefühle, die damit verbunden sind. Im limbischen System des Gehirns ist er für folgende Bereiche zuständig: das Kurzzeitgedächtnis, das Erinnerungsvermögen und die Orientierung. Er zeigt besondere Aktivitäten, wenn Körper und Seele im ausgeglichenen Maß gute Leistungen bringen.

Die Amygdala, abgeleitet aus dem griechischen Wort für „Mandel“, sind zwei kleine Kerne im limbischen System, die regelrecht „leuchten“, wenn die Nerven angespannt sind. Sie spielen bei der emotionalen Bewertung einer Situation eine wichtige Rolle. Würden sie fehlen (oder ausgeschaltet werden), hätten wir vor nichts Angst, würden uns aber auch weder vor Gefahren schützen noch Bedrohungen abwehren.

Bei hohem Erregungsniveau – ob positiv oder negativ – zeigen die Mandelkerne besondere Aktivität. Sie werden deshalb auch Alarmglöckchen des Nervensystems genannt. Sie checken alles, was an Reizen eingeht, auf seine emotionale Bedeutung hin erst einmal durch: Ist es uns gleichgültig? Kann das gefährlich werden? Versetzt es uns vielleicht sogar in Euphorie? Ob unangenehme Gefühle wie Wut und Angst oder allzu schöne, bei denen ein grundsätzliches Bedürfnis überdreht wird (Heißhunger, Gier oder Kaufsucht) – die Mandelkerne überprüfen es und arbeiten dabei wie ein emotionaler Verstärker.

> Die Amygdala, abgeleitet aus dem griechischen Wort für „Mandel", sind die „Alarmglöckchen" des Nervensystems. Sie spielen bei der emotionalen Bewertung der Situation eine Rolle.

Ob sie uns ängstlich schlottern oder wie berauscht „abgehen" lassen – das hängt von der Stimmung ab, in der wir gerade sind. Besonders stark prägen die Mandelkerne das emotionale Gedächtnis, wenn es um Angst und Furcht geht.

Wir unterscheiden zwischen verschiedenen Ängsten:

1. **Die Phobie** – man weiß, wovor man Angst hat und was dahintersteckt, kann es also vermeiden oder (wenn die Phobie das Leben zu sehr einschränkt) behandeln. Wer unter Zwängen leidet, die dazu führen, dass man kaum noch aus dem Haus gehen kann, braucht eine weitergehende Therapie. Ein Coaching reicht nicht mehr.
2. **Die generalisierte Angst** haben allgemein ängstliche Menschen, die sich ständig mit ängstigenden Gedanken auf Trab halten – obwohl noch gar nichts los ist. Diese „Huch und Schlotter"-Typen sind stets in Bereitschaft, sich zu fürchten – gleichgültig wovor. Selbst wenn man ihnen freudig erzählt: „Ich fahre in den Urlaub" kommt die Antwort: „Oh Gott, hoffentlich passiert nichts." Hierzu gehört auch das „ängstliche Grübeln".
3. **Die Panikstörung** tritt überraschend auf. Sie ist ein plötzliches Gefühl, das einen übermannt, ohne dass man weiß, wo sie herkommt. Das können eine Angst vor dem Prüfer sein, obwohl der

ganz nett ist, oder plötzliche „Wallungen“ im Kaufhaus, obwohl man objektiv in Sicherheit ist. Meist steckt ein früheres Erlebnis dahinter, dessen Zusammenhang mit der akuten Angst aber nicht bekannt ist.

4. **Posttraumatischer Stress** basiert auf einem schlimmen Ereignis in der Vergangenheit. Wer einen schweren Unfall hatte, traut sich nicht mehr auf die Autobahn. Sportler, die sich bei einer Bewegungsabfolge mal verletzt haben, gehen nicht mehr mit ganzem Einsatz ans Werk.
5. **Biografiestress** beruht auf einem oder mehreren zurückliegenden Erlebnissen, die sich mit verschiedenen Erfahrungen vermischen können.
6. **Agoraphobie** ist die Angst, die an bestimmten Orten auftritt, sodass die Betroffenen diese Orte meiden. Das kann so weit gehen, dass jemand seine Wohnung oder sein Haus nicht mehr verlässt, weil er befürchtet, im Fall einer Panik nicht schnell genug flüchten zu können, keine Hilfe zu finden oder in peinliche Situationen zu geraten.

SINGEN UND MUT SCHÖPFEN

„Du hast Angst, allein in den Keller zu gehen? Dann sing doch einfach." Wer hat diesen Tipp nicht als Kind bekommen, ausprobiert und festgestellt: Das funktioniert tatsächlich. In der Tat: Durch das Singen werden die „Alarmglöckchen des Nervensystems" ausgeschaltet. Ein Liedchen zu trällern, das macht Mut. Singen hat ein hohes Potenzial als Kraftspender und Angstvertreiber. Nicht umsonst werden militärische Handlungen häufig mit Gesängen verbunden. „Ich singe mir ein bisschen Mut an", heißt es zu Recht.

Gefährliche Grundhaltungen

Wer sich zu viel vornimmt oder es allen recht machen will, scheitert an sich selbst oder wird von anderen enttäuscht. Albert Ellis, der Begründer der kognitiven Verhaltenstherapie, fand heraus, dass Menschen mit drei Grundhaltungen besonders oft unter selbst verursachten Stressquellen leiden und sich mit daraus resultierenden Ängsten selbst im Weg stehen:

Der „Ich muss perfekt sein"-Typ

Wenn er es nicht allen recht macht, ist er nicht zufrieden. Fehler sind für ihn ein Weltuntergang. Er kann sich selbst nicht verzeihen, wenn etwas nicht hundertprozentig läuft. Selbst kleine Fehltritte deutet er apokalyptisch: „Das ist das Ende. Ich gebe auf."

Da seine Ziele unmöglich zu erreichen sind und es den perfekten Menschen nicht gibt, scheut er viele Herausforderungen, die ihm eigentlich guttun würden.

Der „Andere müssen perfekt sein"-Typ

Wenn andere ungerecht, launisch oder nicht gerade vorbildlich auftreten, fühlt er sich sofort persönlich angegriffen. „Das darf die doch gar nicht!" oder „Was fällt dem ein?" sind die typischen Sätze.

Da jeder Mensch mal einen schlechten Tag hat oder über irgendetwas frustriert ist, werden seine Ansprüche an andere nie hundertprozentig erfüllt. Enttäuschung, sich zurückgewiesen fühlen und den Mut verlieren – das ist geradezu programmiert. Wenn sein Auftritt keine Begeisterungsstürme auslöst oder er auch nur ein einziges kritisches Gesicht im Publikum erblickt, ist er überzeugt: „Das war ja ein totaler Misserfolg."

Der „Das Schicksal ist schuld"-Typ

Zwei Absagen auf Bewerbungen, einmal kritisiert worden, und schon heißt es: „Mit mir hat das Schicksal es aber gar nicht gut gemeint. Womit habe ich das verdient?" Nicht etwa dic Mitmenschen oder man selbst soll etwas tun, sondern eine undefinierte höhere Instanz muss jetzt eingreifen, weil ja jeder angeblich ein Recht auf Glück hat, wenn das Pech gerade vorbei ist.

Wenn das Schicksal sich dann aber doch nicht gnädig zeigt, bekommt das Selbstwertgefühl einen Knacks. Die Folge: Vorbereitungen, Veränderungen, Plänemachen – alles erscheint aussichtslos und macht Angst.

Häufig stecken auch hinter Redeängsten unangenehme Erlebnisse in der Vergangenheit: Ein Mann fürchtete sich, von den Kollegen ausgeschlossen zu werden, wenn der Chef seine Präsentation überschwänglich lobt, weil er Ähnliches in der Kindheit erlebte. Seine Eltern stellten seine guten Schulleistungen und sein artiges Benehmen gegenüber dem älteren Bruder immer so großartig dar („Nimm dir mal ein Beispiel an dem Kleinen"), dass der Große den Kleinen nicht mehr mitnahm.

> „Die anderen sind schuld daran, dass es mir nicht gut geht." Leicht gesagt, aber keine hilfreiche Lösung. Wer sich nicht auf sich selbst verlässt, ist vom Urteil anderer abhängig und gibt sein Schicksal aus der Hand.

Eine Frau fürchtet sich beim Reden vor den Reaktionen ihres Publikums, weil ein Lieblingslehrer sie als Kind mal „Angeberin" genannt hat, als sie sich euphorisch meldete. Eine unserer Klientinnen, eine erfolgreiche, eloquente Geschäftsfrau, die häufig Reden hält, musste einen Vortrag abbrechen, weil Angstgefühle sie überwältigten. Was war passiert? Während einer Veranstaltung mit Präsentationen wurde das Licht so verändert, dass sie sich plötzlich an dunkle Ecken einer Disco erinnert fühlte. Mit 17 hatte sie dort panische Momente durchgestanden, wenn plötzlich Polizeikontrollen kamen, um Minderjährige auszuweisen. Da ihre Eltern ihr Discobesuche verboten hatten, hätten sie nach einer solchen Kontrolle erfahren, dass sie keineswegs, wie zu Hause erzählt, bei einer Freundin übernachtet hatte.

ÜBUNG: WENIGER STRESS, MEHR INNERE SICHERHEIT

Wer sich zu sehr anstrengt, sich dauernd unter Druck fühlt und häufig am Rande der Erschöpfung durchs Leben geht, wird leichter von Angst bedroht. Mit sehr einfachen Übungen können Sie Ihr persönliches Ich-fühle-mich-wohl-Programm pflegen, indem Sie mit allen Sinnen auftanken. Wenn Sie auf diese Weise möglichst mehrmals am Tag entspannen, reduzieren Sie Ihren Stress.

Das funktioniert ganz einfach. Zum Beispiel:

- **Sehen:** Betrachten Sie etwas, das Ihnen gefällt. Vielleicht einen Baum vorm Fenster, der an die Natur erinnert. Oder einen blauen Vorhang, dessen Farbe aussieht wie die des Meeres. Oder ein schönes Urlaubsfoto. Geben Sie sich währenddessen kurzen Tagträumen hin.
- **Hören:** Lauschen Sie Ihrem Lieblingslied, einer entspannenden Melodie oder der wingwave-Musik. Wenn Sie keinen PC und kein anderes Abspielgerät in der Nähe haben, können Sie Ihre Lieblingsmelodie auch einfach summen oder ein Lied singen.
- **Riechen:** Ob von einer Vanilleschote, aus dem Parfumfläschchen oder einer frischen Blume – angenehme Düfte lindern die innere Anspannung.
- **Schmecken:** Eine Kleinigkeit zwischendurch belebt die Geschmackssinne. Das kann ein Stück Schokolade oder eine Tasse Tee oder Kaffee sein. Gönnen Sie sich das nicht nebenbei, sondern schließen Sie die Augen und genießen Sie den Geschmack ganz bewusst.

- **Fühlen:** Wandern Sie in Gedanken durch Ihren Körper. Spüren Sie genau hinein. Sind Sie in sich zusammengesackt? Bemerken Sie Verspannungen? Dehnen und strecken Sie sich und lockern Sie anschließend ganz bewusst die Muskeln – insbesondere an Kiefer, Stirn, Nacken und Schultern.
- **Druckausgleich:** Legen Sie die Hände an den Kopf, sodass die Handflächen die Schläfen berühren und die Fingerspitzen sich in der Mitte über dem Kopf treffen. Üben Sie nun etwa zehn tiefe Atemzüge lang leichten Druck auf den Kopf aus. Das führt Sie zurück ins seelische Gleichgewicht und schützt vor „Entgleisungen".

Hat Angst auch Vorteile?

Ängste sind unangenehm und blockieren – das ist bekannt. Manchmal hat die Furcht aber auch Vorteile, zumindest vordergründige.

Ein bisschen Angst vorzutäuschen erspart so manches konfliktträchtige offene Wort. Wer zum Beispiel keine Lust auf den Betriebsausflug in den Klettergarten hat, macht es sich mit der Absage „Ich habe Höhenangst" leichter als mit einem ehrlichen „Ich will meine Kollegen nicht auch noch in der Freizeit sehen". Angst liefert gute Gründe, Dingen zu entgehen, die man nicht mag und die man auch nicht genauer erklären möchte. Das kann pragmatisch gedacht und einfach umgesetzt sein, solange nicht mehr dahintersteckt als eine kleine Notlüge.

Doch wer Angst bewusst oder unbewusst einsetzt, um Konflikte zu vermeiden oder andere Vorteile zu haben, tut sich meist selbst keinen Gefallen. Ängstliche Menschen erfahren oft Mitleid oder werden von anderen geschont nach dem Motto „Das kann ich dem nicht zumuten, der hat doch sowieso immer Angst". Unbewusst handelt es sich um einen Hilfeschrei der Seele, der allerdings damit unterdrückt wird. Menschen, die mit ihrer Angst Beachtung und Schonung, die sie sonst nicht bekämen, von anderen erfahren möchten, leiden häufig unter sogenannten Sozialphobien. Eigentlich müssten sie über ihre Probleme reden, anderen mitteilen, was sie wollen, und nicht immer um des lieben Friedens willen nachgeben. Sie befürchten, dass die Welt untergeht, wenn sie mit anderen in Konflikt geraten, von ihnen kritisiert werden oder mit ihnen Streit anfangen würden.

> Wenn Angst uns vor Herausforderungen schützt, die wir sonst mühsam bewältigen müssten, kann das unter akutem Stress von Vorteil sein. So kann man unbewussten Ängsten auf die Spur kommen.

Wenn diese Leute nun beschließen, etwas gegen Höhenangst zu tun, werden sie auf halber Strecke stehen bleiben. Wenn Sie den Verdacht haben, dass Sie eigentlich unter sozialen Ängsten leiden, aber andere vorgeben, hilft eine Liste, um sich Klarheit zu verschaffen. Geben Sie sich ehrliche Antworten auf Fragen wie:

- Welche Dinge meide ich bereits?
- An welchen Freizeitaktivitäten nehme ich nicht mehr teil?
- Wohin gelange ich nicht?
- Was kann ich in meinem Beruf nicht machen?
- Wie reagieren andere auf meine Ängste?
- Wovor schone ich mich selber?
- Habe ich Privilegien, die mir nur deshalb gewährt werden, weil ich Angst habe?

Wechseln Sie danach einmal den Blickwinkel. Nützen meine Ängste mir in einigen Bereichen meines Lebens etwas? Haben sie eine positive Wirkung auf mein seelisches Wohlbefinden? Wenn Sie auf solche Pluspunkte stoßen, ist schon viel gewonnen. Es klingt paradox, aber Sie können Ihrer Angst nun dankbar sein. Ihr Unbewusstes versucht, etwas zu regeln, das Ihnen bisher nicht gelungen ist. Um sich darüber klar zu werden, helfen weitere Fragen: Was könnte ich tun, damit ich bestimmte Dinge auch ohne Angst schaffe? Wenn ich z.B. unbewusst das Bedürfnis habe, anderen Menschen nah zu sein, genau dafür aber nie etwas getan habe, weil ich ja unter Angst leide. So kann die Angst eine Chance für bessere Lebensqualität werden.

Angstreduktion im Alltag

Es gibt mehrere Techniken für die Angstreduktion. Suchen Sie die geeignete und für die Situation passende aus.

Sie können das bei Bedarf im Alltag mit folgender Angstreduktionstechnik umsetzen:

1. Denken Sie an die Vergangenheit. Wann haben Sie Angst empfunden – nicht die schlimmste, die Sie kennen, sondern eine mittelmäßig bedrohliche?
2. Lassen Sie die Szene, an die Sie jetzt denken, nicht mit jedem Detail vor Ihrem inneren Auge ablaufen, sondern betrachten Sie sie mit einer gewissen Distanz – wie mit den Augen eines Außenstehenden – und sagen Sie sich: „Die Person dort vor mir hat wohl Angst.“
3. Sie betrachten die Szene weiterhin von außen, machen nun einen zweidimensionalen Film daraus und blicken immer aus der Außenperspektive darauf – bis zum letzten Bild. Hier drücken Sie die Stopptaste einer imaginären Fernbedienung. Sie halten dieses letzte Bild in Gedanken fest und machen nun ein weiteres „Gedankenmanagement“.

4. Sie betätigen die Rückwärtstaste. Der Film läuft noch einmal ab, aber diesmal von hinten nach vorne. Die ängstliche Person, die Sie beobachten, erlebt alles in umgekehrter Zeitabfolge noch einmal.
5. Wiederholen Sie dieses Film-laufen-Lassen noch dreimal: einmal vorwärts, einmal rückwärts und zuletzt noch einmal vorwärts. Spüren Sie, wie es Ihnen ein immer besseres Gefühl macht, dass Sie der absolute Regisseur des Geschehens sind und dass Sie die Fernbedienung beherrschen.
6. Sehen Sie abschließend den Film von vorn und sprechen Sie die Person im Film in Gedanken an. Reden Sie dabei ganz ruhig und gelassen: „Alles ist in Ordnung, lockere schön deine Muskeln, entspann dich und atme ruhig weiter." Sie selbst atmen bei dieser Vorstellung tief und regelmäßig. Nehmen Sie wahr, wie positiv die Person im Film auf diese Ansprache reagiert.
7. Achten Sie nun genau auf Ihr Körperecho. Spüren Sie, wie sich durch dieses Verfahren ganz allmählich ein sicheres Gefühl in Ihnen ausbreitet.
8. Welche Angsterinnerungen kommen Ihnen noch in den Kopf? Lassen Sie sie als Filme aus der Sicherheitsperspektive inklusive beruhigender Stimme wie oben beschrieben mehrmals vorwärts und rückwärts ablaufen. Anschließend werden Sie die erleichternde und angstreduzierende Wirkung genießen. Wenn Sie das oft genug gemacht haben, werden Sie bald automatisch in die Sicherheitsperspektive gehen, wenn Sie in problematische Situationen geraten.

Das Fürchten wegsingen

Das klingt komisch, aber es kann funktionieren, wenn es nur die eigenen Gedanken sind, die eine Angst aufrechterhalten. Beim ersten Auftauchen eines Angstgedanken fangen Sie laut oder vor dem geistigen Ohr zu singen – und zwar genau die Gedanken, welche Ihnen durch den Kopf gehen.

Beispielsweise: „Oh Gott, das wird fürchterlich!“ Trällern Sie diesen Satz wie eine Opernsängerin. Oder aus „Und wenn es nun keinem gefällt, was ich vortrage?“ machen Sie ein kleines Wanderlied: „Und wenn nun keinem gefällt, und wenn es nun keinem gefällt – trallali, trallala.“ Je schneller das Singen einsetzt, desto besser wirkt die Maßnahme als schneller Gedankenstopp. Das ist viel einfacher, als sich die Gedanken am Ende gar zu verbieten. Die Gedanken dürfen gern erscheinen, aber sie müssen sich daran gewöhnen, dass sie nur noch gesungen werden!

Das klingt komisch, aber Singen kann funktionieren, wenn es nur die eigenen Gedanken sind, die eine Angst aufrechterhalten.

Erlauben Sie sich alle schlimmen Gedanken – aber nur gesungen. Wenn der Gedanke dann „weggesungen“ ist, denken Sie gezielt an ein schönes, erbauliches Ereignis aus der Vergangenheit oder in der Zukunft.

Fernsehen für Ängstliche

Wenn Sie zu den Menschen gehören, die häufig mit Angstproblemen zu tun haben, sollten Sie Ihr Fernsehprogramm genau auswählen und möglichst nur Filme mit glücklichem Ende gucken. Die dürfen zwar spannend sein, sollten aber per Happy End die Erfahrung vermitteln: Auf Anspannung folgt die Erleichterung – so wie in den alten Märchen. Die Angst schwindet. Alles wird gut – und sie lebten glücklich und zufrieden bis an ihr Lebensende.

Tagträume

Kleine Pausen im Büroalltag schützen vor Reizüberflutung, entspannen und machen mental fit und frei. Sie sollten dafür ein paar Minuten allein und ungestört sein

„Träumerchen, aufwachen! Du bist wohl ganz woanders! Hallo, hier sind wir!“ Wer unter Menschen ist und kurz in Träumereien versinkt, wird meist schnell zurückgeholt in die Realität. Man soll schließlich nicht mit den Gedanken woanders sein oder sie einfach schweifen lassen.

Schade, denn das ist eine prima Gelegenheit für eine kurze Auszeit. Der geweitete, sogenannte weiche Blick geht in die Ferne. Die Atmung wird gleichmäßig. Die Muskulatur entspannt sich. So ein kleiner Tagtraum ist ein wichtiger Schutz vor Reizüberlastung und bringt oft mehr als eine aufgesetzte Entspannungstechnik. Um ihn bewusst als angstreduzierende Maßnahme einzusetzen, sollten Sie deshalb ein paar Minuten allein sein. So geht's:

ÜBUNG: TAGTRÄUME ALS AUSZEITEN

1. Legen (oder – wenn es nicht geht – setzen) Sie sich bequem hin. Lockern Sie die Muskulatur am ganzen Körper.
2. Fixieren Sie einen Punkt, der weiter als einen Meter von Ihnen entfernt ist. Wenden Sie Ihren Blick nicht von diesem Punkt ab, sondern fokussieren Sie ihn eine Weile ganz bewusst.
3. Lösen Sie die Fixierung und stellen Sie Ihre Augen auf „unscharf“. Ihr Blickfeld weitet sich dadurch seitlich.
4. Bleiben Sie locker. Achten Sie vor allem darauf, dass auch Ihre Gesichtszüge, die Kiefer- und Schultermuskulatur entspannt sind. Atmen Sie tief und gleichmäßig weiter.

5. Jetzt lassen Sie Ihren Gedanken freien Lauf. Wohin sollen sie schweifen? In den nächsten Urlaub? In die neue Wohnung, von der Sie schon lange träumen? In den Film, den Sie gestern Abend genossen haben?
   Auch Gegenstände, die Sie vorher im Raum gesehen haben, können ein Traumeinstieg sein. Oder Geräusche, die Sie angenehm finden.

Diesen Tagträumen dürfen Sie sich ruhig ein paar Minuten hingeben. Sie „erfrischen" und geben neue Impulse für die Bewältigung des Alltags.

Hilfe bei Panikattacken

Bei dieser Art von Ängsten ist ein schnell greifbares Selbsthilfeprogramm besonders wichtig. Das sogenannte „Flooding“ (Überflutung, Reizüberflutung) kommt aus der Verhaltenstherapie. Diese Konfrontationstechnik bedeutet, dass jemand sich ganz bewusst der Angst aussetzt, die für ihn am schlimmsten ist. Also zum Beispiel auf einen hohen Turm steigt, wenn er unter Höhenangst leidet. Erfolgreich ist das vor allem, wenn es länger dauert. Denn dann kann der Betroffene erleben, wie die Angst von allein wieder abebbt.

Bei schweren Panikattacken sollte ein Therapeut dabei sein; bei leichteren Problemen kann man auch jemanden mitnehmen, dem man vertraut. Übrigens: Schon Goethe gelang es mit dieser Methode, seine Höhenangst erfolgreich zu überwinden. Der Dichter wollte unbedingt die Welt von oben sehen, wusste aber, was folgt, wenn er in die Höhe klettert: Übelkeit, Herzrasen, Schweißausbrüche. Mit eisernem Willen und schlotternden Knien bestieg er den Turm des gotischen Münsters von Straßburg und starrte hinunter, bis die Angst nachließ. „Dergleichen Angst und Qual wiederholte ich so oft, bis mir der Eindruck ganz gleichgültig ward“, schrieb er. Danach war er geheilt und schwindelfrei.

Wir arbeiten nicht mit dieser recht harten Methode, denn es geht auch leichter und sanfter. Eine kleine Übung kann hilfreich sein:

DIALOG MIT DEN VORFAHREN

Gedankendialoge zur „Angstaufklärung" können ähnlich wirksam sein. Entwickeln Sie dafür einen persönlichen Gesprächspartner und rufen Sie ihn vor Ihr inneres Auge. Wie wäre es zum Beispiel, wenn Sie sich mit einem Ihrer Vorfahren unterhielten: „Nett von dir, dass du mich jetzt so stark machst, dass ich jeden Wettlauf gewinnen würde. Doch das kann ich nun gar nicht gebrauchen. Meine Probleme lassen sich nicht durch schnelles Laufen lösen. Also gib mal etwas weniger Gas, sodass ich cooler bleiben kann, wenn etwas Aufregendes passiert."

Magic Words: Die Macht der Worte

Die Magic-Words-Methode – der minutenschnelle Abbau von Blockaden – funktioniert, weil wir auf Buchstabenfolgen genauso reagieren wie auf Gefühle.

Als Bettina zum ersten Mal zum Coaching kam, saß sie da wie jemand, dem die Angst sprichwörtlich im Nacken sitzt. Der Blick nach unten, der Kopf leicht gesenkt, die Schultern hochgezogen. Wovor genau sie Angst hatte, konnte sie nicht in konkrete Worte fassen. Es war keine spezielle Furcht wie die vor Spinnen, Hunden oder engen Räumen. Sie litt darunter, dass sie sich ungeliebt fühlte und erst einmal jedem misstraute, der ihren Weg kreuzte. Außerdem stand sie bei den meisten Aufgaben, die sie meistern musste, um im Leben einigermaßen klarzukommen, unter Druck. „Ich befürchte ständig, dass ich versagen könnte“, erklärte sie. Bei einer solchen „permanenten Grundangst“ kommen häufig viele Erlebnisse zusammen, die sich im Laufe des Lebens angesammelt haben.

Als wir Bettina baten, an einen typischen Angstmoment in ihrem Leben zu denken, durchzuckte es sie gleich. Sofort war ein cholerischer Lehrer präsent, vor dem sie schon in der Grundschule furchtbare Angst hatte. Dann musste sie aber auch gleich an eine „superfiese“ Ballettlehrerin denken und dann erinnerte sie sich an einen schrecklichen Dracula-Film, den sie mal als 14-Jährige „aus Versehen“ gesehen hatte. Die Erinnerungen purzelten wie die Flocken einer durchgeschüttelten Schneekugel in der Vorstellung herum und ließen sich nicht als einzelnes Thema auf den Punkt bringen. Erst als Bettina sich das pure Wort „Angst“ geschrieben vor dem geistigen Auge vorstellen sollte, konnten wir konzentriert an dem Thema arbeiten: „Das Wort steht in großen, dicken, schwarzen Druckbuchstaben auf meinem inneren Bildschirm. Aber unten zerlaufen sie ganz eklig, so wie die Buchstaben beim Wort Geisterbahn.“ Befragt nach dem Klang dieses Wortes sagte sie: „Es ist, als würde jemand das Wort kreischen – wie im Krimi.“

Mit einem zentralen Schlüsselwort für die Probleme lässt sich eine Generalisierung der positiven Veränderungen erreichen.

Ganz allein die Idee, die Buchstaben des Wortes, also das „A“, das „N“, das „G“, das S„S“ und das „T“ in freundlichen, bunten Buchstaben zu sehen, verbesserte Bettinas Laune schlagartig. Vor ihrem inneren Auge erschien die Disney-Verfilmung von „Alice im Wunderland“, die sie zu lauter lustigen Verzauberungsansätzen inspirierte. Sie machte gedanklich aus jedem Buchstaben ein freundliches Wesen. Einer bekam eine Stupsnase, der andere einen selig-schlummernden Gesichtsausdruck. Ein Augenzwinkern, ein Lächeln, ein fröhliches Winken, ein freches Zungeherausstrecken – schnell war das Wort verwandelt. „Das ist richtig schön", sagte Bettina. Dann stellte sie sich noch vor, dass die Buchstabenfiguren mit hohen Kinderstimmen das Wort singen und dabei hüpfen: „Wie bei‚Haribo macht Kinder froh'", sagte sie mit einem Lachen. Bettina blühte in den nächsten Wochen regelrecht auf und gewann neues Selbstvertrauen. Offensichtlich hatten wir mit „Angst" ein zentrales Schlüsselwort für ihre Probleme gefunden und eine Generalisierung der positiven Veränderungen erreicht.

„Wörter sind die mächtigste Droge, die die Menschheit benutzt", sagte der Schriftsteller Rudyard Kipling. Er hatte recht: Wörter können den Gehirnstoffwechsel so verändern, dass wir mit körperlichen Symptomen zu kämpfen haben.

Wie lässt sich das erklären? Wir reagieren körperlich auf Wörter genauso wie auf Gefühle. Die Herzfrequenz verändert sich. Die Oberflächenspannung der Haut verstärkt sich. Muskeln reagieren sekundenschnell mit Anspannung. Bei bestimmten Wörtern werden Stresshormone ausgeschüttet. Das funktioniert nicht nur mit negativen Begriffen: Bei angenehmen Schlüsselwörtern sind es Glücksbotenstoffe. Auch das Gehirn aktiviert bestimmte Bereiche bei bestimmten Ausdrücken.

Bereits wenn Sie ein Wort hören, daran denken, es auf Papier oder auf dem Bildschirm lesen, aufschreiben oder nur aussprechen, merken Sie sofort: Damit gehen Gefühle einher. Jedes Wort kann Angst- und Stressreaktionen auslösen. Wer sich zum Lernen hinsetzt, bekommt bei dem Wort „Prüfung" plötzlich Blockaden, während das Lernen sonst ganz gut klappt. Der Gehirnstoffwechsel wird so verändert, dass Konzentrationsstörungen und schlaflose Nächte folgen. Um bei dem Wort „Steuererklärung" zu erstarren, muss man sich gar nicht erst die dafür notwendigen Formulare aufrufen. Wer die Qualen kennt, die mit starken Kopfschmerzen einhergehen, zieht bei dem Wort „Migräne“ automatisch die Mundwinkel herunter. Solche „Boten der schlechten Verfassung“ nennt man Stressworte.

Ein Wort ist mehr als eine Aneinanderreihung von Buchstaben. Ob Ereignisse, Tätigkeiten, Namen und die Menschen, denen sie gehören, Gegenstände oder Gefühle – immer wenn Wörter auftauchen, hinterlassen sie eine Wirkung. Jeder kennt den Ausspruch „Oje, wenn ich das Wort nur höre, wird mir ganz anders“. Man denke beispielsweise an „Harry Potter“, in dessen Welt man den Namen seines Todfeindes am besten gar nicht erwähnt, weil schon das allzu schrecklich ist. Bei besonders ausgeprägten unangenehmen Emotionen und Ängsten kann es tatsächlich passieren, dass jemandem schon bei einem Wort wie „Wurzelspitzenresektion“ schlecht wird. Dieses fiese Gefühl wird durch eine körperliche Reaktion verursacht.

Neurobiologische Forschungen zum Thema „Bahnungseffekte von Wörtern“ konnten das bestätigen. Im Rahmen von Studien wurden Menschen in Texten mehrmals mit bestimmten Worten konfrontiert; sie änderten daraufhin ihr Verhalten. Enthielt ein Text beispielsweise mehrmals das Wort „alt“, gingen auch junge Probanden kurz danach langsamer vor. Enthielt die Bahnung häufig den Begriff „Sport“, legten sie an Tempo zu. Das Wort „Bibliothek“ bewirkte, dass die anwesenden Menschen betont leise sprachen. Das gilt für geschriebene Wörter genauso wie für gesprochene. Ob wir ein Foto vom Eiffelturm sehen oder nur das Wort „Eiffelturm“ gedruckt auf Papier lesen – die Reaktion im Gehirn ist immer gleich. Das heißt: Auch wenn nur die Schreibart verändert wird, erleben wir alle Sinneseindrücke neu.

Wörter öffnen Türen zu unterschiedlichen Befindlichkeiten und Vorstellungen.

Wörter öffnen Türen zu unterschiedlichen Befindlichkeiten und Vorstellungen. Mit der Methode „Magic Words“ ist es möglich, körperliche Reaktionen auf Wörter zu verändern. Das funktioniert leider nicht so, dass die Steuererklärung sich von alleine macht, wenn das Wort „verzaubert“ wird. Es ist auch kein Umbenennen durch Euphemismen (also einfach gesagt durch positive besetzte Begriffe), sondern eine Frage der richtigen Speicherung. Man kann die Wörter im Gehirn damit so ablegen, dass sie positive Kräfte oder auch unsere kämpferischen Kräfte freisetzen, statt Ängste auszulösen.

Die Methode Magic Words lässt sich vielfältig in Alltagssituationen einsetzen.

Untersuchungen haben gezeigt, dass stressende Begriffe im limbischen System, also im Gefühlszentrum des Gehirns, Aktivitäten im Mandelkern bewirken. Die führen automatisch zu reflexartigen Angstreaktionen. Der Körper bereitet sich auf Flucht vor und baut dafür das notwendige Programm auf: Stresshormone ausschütten, Herzklopfen, Muskelanspannung. Gelangen die Schlüsselwörter aber je nach Wunsch positiv, kraftspendend, humorvoll aufgeladen oder harmlos dargestellt ins Gehirn, kommen sie in einen anderen Speicher: Sie aktivieren den Hippocampus und werden mit Denken und Kreativität vernetzt. Das heißt: Wir wollen nicht mehr flüchten oder den Stressauslöser vermeiden, sondern kommen leichter in eine Ärmel-hochkrempeln-Stimmung nach dem Motto „Bringen wir es hinter uns“.

Das bedeutet, dass die körperliche Reaktion milder ausfällt und man in der entsprechenden Situation gelassener bleiben kann.

Hier wird beim Einordnen in die „Gehirnschubladen“ erfolgreich getrickst. Das gute körperliche Gefühl wurde ein bisschen hingeschummelt, hinterlässt aber eine tolle Wirkung. Mit der Methode können Sie Wörter – wie mit Zauberkraft – aufladen. Körper und Seele nehmen Begriffe positiv oder auch gelassen auf. Das gibt Kraft, Kreativität und macht einen klaren Kopf. Das ist nicht nur eine subjektive Empfindung. Mit dem Myostatiktest lässt sich der „Zaubererfolg“ innerhalb von einer Minute an körperlichen Reaktionen nachweisen. Die stressauslösende Wirkung ist verschwunden.

Bedrohliche Wörter wie zum Beispiel „Migräne“ können plötzlich befreiend wirken – so lockert sich die Nackenmuskulatur wie von allein, und gesunde Energien können sich im Kopf ausbreiten. Die „verzauberte“ Steuererklärung aktiviert Tatkraft und Lust, etwas zu schaffen.

ANGSTSCHUTZ: DIE PSYCHOLOGISCHE HAUSAPOTHEKE

Sie können die Methode Magic Words für Ihr eigenes Lebensmanagement genauso für sich selbst wie für andere einsetzen. Effektive Hilfe kann es beispielsweise in folgenden Alltagsfällen leisten:

- Jemand aus Ihrem Umfeld macht den Führerschein. Sie verstärken dabei die innere Sicherheit.
- Vor einem wichtigen Vorstellungsgespräch unterstützen Sie andere, damit die im entscheidenden Moment Ruhe bewahren.
- Schulkinder, die Angst vor Lehrern oder Tests haben, verzaubern Wörter wie „Mathe", „Diktat" oder den Namen des Lehrers und bewegen so ihre Gedanken in einem positiven Fluss.
- Sie selbst oder andere wünschen sich ein „dickeres Fell", damit Sie nicht so leicht verletzt werden und in Konflikten gelassen, schlagfertig und vielleicht auch humorvoll reagieren? Auch hier können magische Worte Kraft geben.

ÜBUNG: MAGIC WORDS – SO GEHT'S

Stellen Sie sich Worte, die Sie am meisten stressen, geschrieben vor. Wie sehen die aus und welche Wirkung haben sie?

Suchen Sie sogenannte Schlüsselwörter, die stressauslösend wirken. Sie können sich dabei gut von einem Coach oder jemand anders helfen lassen. Wenn Sie sich allein damit beschäftigen möchten, finden Sie im Kapitel „Magic Words finden – so helfe ich mir selbst" Anregungen dazu. Wenn Sie mehrere Begriffe haben, bringen Sie sie in eine Reihenfolge. Der schlimmste steht zuerst. Den Grad der Bedrohlichkeit eines Wortes können Sie mit der Werteskala bestimmen, indem Sie ihn zum Beispiel mit dem Body-Scan auf sich wirken lassen.

1. Nun stellen Sie sich das Stresswort, das Sie am meisten einschränkt, geschrieben vor. Welche Formen haben die Buchstaben auf Ihrem inneren Bild? Sind sie gedruckt oder handgeschrieben? In welchen Farben stellen Sie sich das Bild vor? Erscheint das Wort Ihnen groß oder klein? Wer könnte es zum Schriftbild passend aussprechen? Ein Mann? Eine Frau? Wie fühlen sich die Buchstaben an, wenn Sie sie hochheben müssten? Aus welcher Perspektive betrachten Sie das Wort?
2. Im zweiten Schritt versetzen Sie sich in die Lage eines Künstlers oder Grafikers. Der hat den Auftrag, dieses Wort so zu gestalten, dass es nett, positiv, freundlich und leicht wirkt. Was würden Sie verändern? Die Farben? Die Perspektive? Vielleicht ein Smiley einbauen? Das Ganze mit Blümchen verzieren? Welches angenehme Geräusch passt dazu?

3. Sobald Sie merken, dass die unangenehme Empfindung nachlässt und erste neutrale oder gar gute Gefühle auftauchen, verfestigen Sie die neuen, angenehmen Gefühle mit dem Body-Scan. Wenn die Wirkung noch nicht stark genug ist, beschäftigen Sie sich noch einmal mit Ihrem Wortbild oder Ihrer Wortgrafik. Bestimmt fällt Ihnen noch mehr ein, das Sie verschönern könnten? Wollen Sie noch Klänge oder Gerüche hinzufügen, das Wort verkleinern und in die Ecke schieben oder es auf den Fußboden legen, damit Sie sich viel größer als das Wort fühlen?
4. Ist die Wirkung schon ausreichend? Dann setzen Sie sich im Alltag kleine Anker, die Sie an Ihre Magic Words erinnern. Malen Sie eines oder mehrere bunte freundliche Bildchen von Ihren verzauberten Magic Words, denen Sie an verschiedenen Stellen immer wieder begegnen – eins kommt ins Badezimmer, eins in die Küche, eins an den Spiegel im Flur. Auch Smiley-Sticker oder farbige Kugelschreiber setzen Impulse.
5. Nun sollten Sie sich selbst noch einmal testen. Wie reagieren Sie inzwischen auf weitere Angstwörter von Ihrer Liste? Wenn der Stress, der sie umgibt, sich bereits Luft aufgelöst hat, müssen Sie die nicht mehr verändern. Wenn die Angstgefühle jedoch noch da sind, bearbeiten beziehungsweise „verzaubern" Sie alle Wörter, bei denen sie auftauchen.
5. Jetzt sollten Sie etwas Geduld mit Ihrem Gehirn haben. Auch wenn die befreiende Wirkung oft spontan eintritt, braucht es ein bisschen Zeit, um neue Gewohnheiten bei den Körperreaktionen durchzusetzen. Zwei bis drei Wochen kann es dauern, bis neue Impulse zuverlässig und automatisch gesteuert wirken.

TIPP

Sie können die Magic-Words-Methode auch mit der wingwave-Musik unterstützen. Hören Sie dafür die Melodie mit Kopfhörern und denken Sie an Ihre persönlichen verzauberten magischen Wörter.

Magic Words finden – so helfe ich mir selbst

Werden Sie kreativ: Mit welchem Schriftbild kann ich ein Schlüsselwort entstressen und es zu einem Magic Word machen? Wie würde sich ein Radiospot dazu anhören?

Wenn Ihnen typische Stresswörter nicht auf Anhieb einfallen, achten Sie mal darauf, wenn andere Menschen von ihren Ängsten erzählen. Welche Begriffe fallen da besonders häufig? Oder denken Sie an den Spruch „Wenn ich das Wort schon höre …" und setzen Sie ein, was Ihnen als Erstes in den Sinn kommt:

1. Stellen Sie sich vor, Sie sind ein erfolgreicher Werber und sollen für einen Kunden ein Produkt attraktiv machen, das ausgerechnet Ihr Stresswort ist. Wie würde es als positives Logo aussehen? Welche Musik würde dazu passen? Wie würde sich ein Spot fürs Radio anhören?
2. Malen Sie sich folgende Situation aus: Ein Japaner, der kein Deutsch kann, steht vor einem Schriftzug mit ihrem Angstwort und soll automatisch assoziieren: „Das muss ja ein tolles Produkt sein." Wie würden Sie diesen Schriftzug gestalten?

Wenn Ihnen typische Stresswörter nicht auf Anhieb einfallen: Achten Sie mal darauf, welche Begriffe häufig fallen, wenn andere Menschen erzählen.

3. Machen Sie aus „groß und bedrohlich“ optisch ein harmloses „klein und niedlich“. Bitten Sie jemanden, mit dem Myostatiktest zu überprüfen, wie lange Sie „verniedlichen“ müssen, bis die angsteinflößende Wirkung nachlässt.
4. Achten Sie mal auf Schriftzüge auf Verpackungen, in Büchern oder Zeitschriften. Gehen Sie aufmerksam durch die Einkaufsstraße: Überall beeinflusst die Schriftform die gewünschte Wirkung von Namen, Begriffen oder Botschaften. Hier bleibt nichts dem Zufall überlassen. Nutzen Sie diese Inspirationen für Ihre eigenen Magic-Words-Projekte.

Vergessen Sie nicht: Magic Words bewirken keine sofortige Angstfreiheit. Sie sollten nur Kraft geben und Kreativität freisetzen, damit Sie das Problem meistern oder abwehren können.

Magic Words fürs Selbstbewusstsein

Ein Lehrer litt unter Ängsten gegenüber anderen und sagte von sich selbst, dass er wenig Selbstbewusstsein habe. „Kein Wunder“, hätten ihm schon viele Leute gesagt, „du läufst ja auch mitleiderregend herum. Lässt die Schultern hängen und ziehst den Kopf ein. Wie soll man dir da etwas zutrauen?“ Solche Feedbacks schafften es nicht, ihn zu Veränderungen zu bewegen. Erst mit der Magic-Words-Methode verzauberte er das Wort „Ich“ in ein Magic-Ich, das ihn gleich viel größer machte – körperlich und seelisch. Der Lehrer beschreibt das so: „Wenn ich mir jetzt mein Magic-Ich vor dem geistigen Auge vorstelle, geschieht etwas Seltsames: Wie durch Zauberei wird plötzlich beim Darandenken ein bestimmter Nackenmuskel aktiv. Er löst eine Bewegung aus, die mei-

> Magische Wörter geben Kraft zu Veränderungen. Ein Betroffener verwandelt sich mit seinem Magic-Ich und fühlt sich größer, weil der Gedanke daran die Nackenmuskulatur aktiviert.

nen Kopf automatisch aufrichtet. Meine Haltung wird gerade. Willentlich kann ich keinen Kontakt zu diesem Muskel bekommen. Die Bewegung wird nur durch das Magic Word ‚Ich' ausgelöst – anders kriege ich das nicht hin."

wingwave mit Hypnose

Wie Angst vorm Zahnarzt, vor Geräuschen und vor Schmerzen schwindet, bis eine Behandlung sogar im entspannten Zustand möglich wird.

„Mir fehlt die Zeit. Ich weiß ja nie so richtig, wann ich Feierabend haben werde – da ist es schwer, einen festen Termin zu machen." Mit solchen Ausreden vor sich selbst hat Angelika sich jahrelang immer wieder vorm Zahnarztbesuch gedrückt. Und das, obwohl sie früher keine Angst davor hatte. Wie kam es zu dieser plötzlichen Wandlung? Im Gespräch kommt Angelika nicht sofort darauf. Sie ist von Kindheit an immer zum gleichen Arzt gegangen. Als der aufhörte, musste sie sich auf die Suche nach einem neuen machen. Damit begannen die Probleme. Mit dem Myostatiktest konnten wir den Zeitpunkt und den „Täter" schnell herausfinden: Einer der Kandidaten hatte recht rabiat den Bohrer angesetzt und losgelegt. Ohne Pause, ohne Rücksicht auf Angelikas Schmerzen und ohne mit ihr über Möglichkeiten einer Betäubung zu reden. Während sie sich daran erinnert, kommt die Angst wieder hoch. Ausgeliefert und hilflos sein – allein der Gedanke löst Herzklopfen und unruhige Atmung aus.

Diese Gedanken an den Zahnarzt lassen sich tatsächlich „wegwinken". Angelika lauscht per Kopfhörer der wingwave-Musik und den Worten des Coaches. Sie entspannt sich von Mal zu Mal. Bis die Erinnerung an den rücksichtlosen Doktor sie relativ gleichgültig lässt. Nun kommt der nächste Schritt. Denn es ist nicht nur die Person, vor der sie sich fürchtet, sondern auch die typischen Geräusche, die mit dem Zahnarztbesuch verbunden sind, versetzen Angelika in Unruhe. Wie hört sich das für sie an? „Es klingt so … uuuaahh … so gemein“, sagt sie, während ihr Herz schneller klopft. Der in Sachen wingwave ausgebildete Zahnarzt lässt den Bohrer laufen, während er winkt. Angelikas Angst verringert sich. Schon im zweiten Durchgang bestätigt sie, dass der Bohrer inzwischen so klingt, als wäre er weiter weg. Es geht ihr erstaunlich gut, wie sie selbst sagt.

Dieses Gefühl ist die Basis für den nächsten Schritt: die Entspannungsphase. Einwinken, Augen schließen, Musik, begleitende Worte vertiefen die geplante Trance ein paar Minuten lang. Dann kann der Zahnarzt behandeln. Während der Takt der wingwave-Musik zwischen dem linken und rechten Ohr hin- und herwechselt, ruht Angelika so, dass sie den Mund öffnet und geöffnet hält, aber die Behandlung nur als leichte Berührungen empfindet und die ganze Zeit hindurch innere Ruhe und Zuversicht spürt. Der Arzt bohrt, macht Füllungen – alles verläuft ohne Panik.

Die Behandlung von Angelika war erfolgreich: In der nächsten Sitzung muss sie nur noch die Kopfhörer aufsetzen und die wingwave-Musik hören – dann kann die Behandlung weitergehen. Ohne Angst und ohne Ausreden bei der Terminvereinbarung.

Nach Abschluss der Behandlung spürt Angelika noch einmal intensiv in sich hinein. Sie hat etwas erreicht – ganz locker, wie nebenbei. Mit Ruhe, Vertrauen, Zuversicht und Stolz. Es geht ihr gut. „Ich habe alles gehört, aber es hat mir nichts ausgemacht“, berichtet sie nach der Hypnose und ist selbst erstaunt, dass das geklappt hat.

Weitere Techniken und Übungen, die gegen Angst helfen, finden Sie im folgenden Kapitel.

VOM SCHLANGENBISS ZUR HERBSTANGST

Damit das Gehirn nicht dauernd Neues lernen muss, speichert es Zusammenhänge. So prägen sich leider auch schlechte Erlebnisse ein und machen unnötig Angst.

Beim Thema Angst spielt der sogenannte Generalisierungseffekt eine Rolle: Unser Gehirn hat's gerne einfach. Es möchte sich – im Sinne der naturgegebenen Ressourcenschonung – nicht allzu sehr anstrengen und z.B. nicht ständig etwas Neues lernen. Wenn sich eine Sache einmal bewährt hat, ist es aus seiner Sicht naheliegend und effektiv, die zu speichern und nur noch abzurufen, wenn es darauf ankommt.

Der Angst auf der Spur

Was im positiven Sinne äußerst praktisch ist, hat jedoch auch negative Seiten: Schlechte Erfahrungen breiten sich aus und setzen sich fest. Sie nehmen mehr Raum ein als nötig und blockieren dadurch völlig unnötig. Wer zum Beispiel Angst im Fahrstuhl hat, überträgt das auf andere kleine, geschlossene Räume, die an die Fahrstuhlsituation erinnern, in denen es aber nicht auf- oder abwärts geht. Ein angstvolles Erlebnis kann dazu führen, dass jemand die Orte meidet, an denen es passiert ist. Oder sich vor Geräuschen, Gerüchen und Gefühlen fürchtet, die ihn durch das Erlebnis in Erinnerung geblieben sind.

„Warum fürchte ich mich vor Dingen, die anderen gleichgültig sind oder ihnen sogar gefallen?“ Wer sich solche Fragen stellt, sollte wissen, wie aus schlechten Erfahrungen Ängste entstehen. Ein einprägsames Beispiel dafür ist die kleine Geschichte vom „Rascheln der Blätter“:

Stellen Sie sich vor, es ist Frühling. Einer unserer steinzeitlichen Vorfahren hockt gemütlich am Waldrand, brät sich ein Kaninchen und hört plötzlich neben sich ein Rascheln. Er guckt sich um, sieht aber nichts – zunächst. Viel zu spät bemerkt er eine graue Kreuzotter, die auf ihn zuschlängelt. Das Tier beißt zu, der Mann fällt in Ohnmacht. Er überlebt den Vorfall, hat aber seither vor jeder Schlange Angst: vor grünen, vor karierten – nicht nur vor Kreuzottern. Selbst ähnliche Erscheinungen wie ein Holzstück auf dem Boden versetzen ihn in Panik. Real hat er aber nur eine graues „Schlängeltier“ gesehen. An dieser Stelle sprechen wir von der Generalisierung: Eine Schlange hat mir etwas Schlimmes angetan, also fürchte ich mich nicht nur vor giftigen Schlangen, sondern vor allem, was ähnlich aussieht.

Nun war ein Schlangenangriff auch damals nicht alltäglich. Mit der Zeit vergisst der Mann den Vorfall. Erst als der nächste Herbst kommt, geht er mal wieder in den Wald, um sich ein Abendbrot zu fangen. Da fallen ein paar Blätter mit einem raschelnden Geräusch vom Baum, und ihn durchfährt wieder die Panik. Er versteht gar nicht, warum und schämt sich sogar: „Was werden die anderen nun von mir denken? Ich bin doch als tapferer Jäger bekannt! Und jetzt durchfährt mich die Angst, wenn ich ein paar Blätter vom Baum schweben sehe!“ Er versteht sich selbst nicht mehr und geht zum Schamanen, das war damals der Coach oder Therapeut. Der fragt nach seinem Thema, und er antwortet: „Ich habe eine schreckliche Herbstphobie!“ Der Schamane sammelt ein paar Blätter, studiert mit seinem neuen Kunden eine Atemtechnik ein – damit er lernt, bei raschelnden Blättern gelassen zu bleiben.

Sie werden vielleicht denken, dass diese Therapie irgendwie am Thema vorbeigeht. Selbst wenn der Steinzeitmann schließlich bei raschelnden Blättern gelassen bleibt, wird er sein Problem nicht los. Vielleicht wird er zu einer Grillparty eingeladen und er bekommt wieder eine Panikattacke, weil er in der Dämmerung ein Feuer riecht – genau wie damals, als sich die Schlange näherte. Es ist also sehr wichtig, das eigentliche Ereignis zu finden und zu bearbeiten, das für eine Angst verantwortlich ist.

Wer an einem Ort Schlimmes erlebt hat, meidet nicht nur diesen Ort, sondern bekommt auch Angst vor Geräuschen, Formen, Farben, Körperempfindungen und Gerüchen, die ihn an das Erlebnis erinnern. Wir sprechen dann von einer Generalisierung.

Auch heute reagieren wir nicht anders, wenn wir die Begleiterscheinungen angsteinflößender Vorfälle mit in unser Furchtprogramm aufnehmen – und zwar inklusive Generalisierung. Jeder weiß, dass zum Beispiel eine E-Mail niemandem etwas tut und dass der PC nicht mehr als der Übermittler von Nachrichten ist. Dennoch schaltet ein Mensch, der unter Burn-out-Symptomen leidet, ihn nicht mehr an. Es könnten ja neue Bedrohungen darin schlummern.

Wenn Unangenehmes von einem Bereich des Lebens in einen anderen hineinfunkt, wird der Generalisierungseffekt ebenfalls sichtbar. Häufig erleben wir das bei Spitzensportlern, die körperlich in Bestform sind und selbst nicht wissen, warum nicht alles rund läuft. „Ich kann einfach nicht mehr abschalten – und ohne Entspannung nach dem Training bin ich beim nächsten Mal nicht fit“, erklärt ein Handballspieler. Sein wingwave-Coach fand schnell heraus, dass sein Handy ihn geradezu blockierte. Wenn der Profisportler abends ins Zimmer kam und sofort eine Riesen-SMS-Liste und den blinkenden Anrufbeantworter sah, regte er sich derart darüber auf, dass er den Raum kaum noch betreten konnte. Es waren der Anblick des Displays und die Erwartungen der Anrufer, die ihn so unter Druck setzten, dass seine innere Balance gestört war. Erst nachdem wir das Problem gelöst hatten, kehrte er zu seiner alten Stärke zurück.

Agoraphobie: Paniksyndrom ohne Absender

Die Angst ist da, doch scheinbar fehlt die Ursache. Bei der Agoraphobie fürchten Menschen sich vor bestimmten Orten, wissen aber nicht, warum.

Die Agoraphobie – dieses Paniksyndrom ist der Klassiker unter den Angsterkrankungen. Herzklopfen, Schweißausbrüche, Aufregung – es trifft einen ganz plötzlich. Und weit und breit ist nichts zu sehen, was als Erklärung dienen könnte. Die daraus resultierende Hilflosigkeit macht den Zustand besonders bedrohlich. Also meiden die Betroffenen die Orte, an denen sie vom Paniksyndrom ohne Absender heimgesucht wurden. Sie haben aber (anders als sie selbst denken) keine Angst vor einem offenen Platz oder einem besonders engen Ort, sondern sie haben Angst vor der Stelle, an der etwas geschah („Agora“ bedeutet im Griechischen Platz oder Ort).

> Die Agoraphobie ist der Klassiker unter den Angsterkrankungen. Herzklopfen, Schweißausbrüche, Aufregung – es trifft einen ganz plötzlich.

Um nicht noch einmal von der Angst übermannt zu werden, gehen sie lieber andere Wege, meiden die unangenehmen Orte und machen es sich selbst keineswegs leicht. Die Angst vor der Angst erhöht die unbewusste Angstbereitschaft. So nimmt die Angst sich immer mehr Raum, besetzt immer mehr Orte und bildet bald einen gefährlichen Angstkreislauf.

Die isolierte Blockade: Angst in bestimmten Momenten

Im Vergleich zur Agoraphobie ist die isolierte Blockade harmlos. Sie ist zwar lästig, aber kein Drama, denn sie ist gut behandelbar. Doch wenn man ihr nicht auf die Spur kommt, kann das langfristig schwere Folgen haben.

Als eine große Bank, die wir berieten, sich einen Glaspalast bauen wollte, machten sich die Planer voller Optimismus ans Werk. Hoch hinaus sollte es gehen – und zwar nicht nur symbolisch, sondern ganz real mit dem gläsernen Fahrstuhl Richtung Himmel. Lichtdurchflutet und absolut transparent. Je wichtiger die Menschen, die dort arbeiten, desto höher wurden die Etagen geplant, die sie jeden Tag erreichen sollten.

> Wenn Leistungsträger plötzlich mit Ängsten konfrontiert werden, die sie nicht beherrschen und mit deren Umgang ihnen die Erfahrung fehlt, gerät ihr Steuerungssystem durcheinander.

Doch statt Euphorienachrichten kamen kurz nach der Eröffnung erst einmal Krankmeldungen. Im Sauseschritt nach oben und gleichzeitig freie Sicht nach unten – das löste selbst bei den „High Potentials" derartige Beklemmungen aus, dass sie sich nicht anders zu helfen wussten, als sich zunächst einmal abzumelden. Im Treppenhaus nach oben schnaufen? Das war keine Alternative. Zum Glück konnten wir den Bankern mit wingwave helfen. Nach kurzer Zeit waren sie alle in der Lage, ohne Angst nach oben zu „fliegen".

Diese Art von Ängsten trifft sogenannte Leistungsträger besonders häufig. Sie sind normalerweise selbstsicher, gut motiviert und erfolgreich in den Dingen, die ihnen wichtig sind. Doch wenn sie plötzlich mit Ängsten konfrontiert werden, die sie nicht beherrschen und mit deren Umgang ihnen die Erfahrung fehlt, gerät das sonst gut funktionierende Steuerungssystem durcheinander. Auf einmal „geht nichts mehr“, wie es dann heißt. Die Zugänge zu den gewohnten Fähigkeiten scheinen verschlossen. Talente sind nicht mehr so leicht abrufbar, nichts läuft mehr rund.

Flugangst – so hilft ein Coaching

Reisen mit dem Flugzeug lassen sich nicht immer vermeiden. Häufig steckt aber hinter Flugangst gar nicht die Angst vorm Abheben, sondern die Furcht vor dem „Drumherum“.

Vieles geht jahre- oder sogar jahrzehntelang, ohne dass jemand ein Flugzeug betreten muss. Wer Angst vorm Fliegen hat, meidet diese Reiseform. Eine einfache Strategie, die oft funktioniert. Ans Urlaubsziel gelangt man mit dem Auto oder mit der Bahn. Fernreisen müssen gar nicht erst sein. In Europa gibt es schließlich genug zu sehen. Ob Strände, Großstädte, Mittelgebirge, idyllische Dörfer oder hohe Berge – alles ist erreichbar, ohne in die Luft zu müssen.

> Oft steckt bei einer Flugangst gar nicht die Angst vorm Abheben dahinter, sondern die Furcht vorm „Drumherum“.

Doch zwei Gruppen von Leuten holt es irgendwann ein: Berufstätigen bleibt manche Tür verschlossen, wenn sie Fliegen grundsätzlich ablehnen. Erfolgreiche Sportler kommen ab einem bestimmten Leistungsniveau nicht weiter, wenn sie aufgrund von Flugangst entweder gar nicht antreten oder nur nach drei- bis viertägigen Auto- oder Bahnfahrten am Wettkampfort sind.

Dann ist der Zeitpunkt gekommen, an dem es heißt: Ich muss jetzt etwas tun. Falls Sie zu diesen Menschen gehören, können Sie beruhigt sein. Flugangst lässt sich erfolgreich managen.

Vielen Menschen hat schon einfach das Hören der wingwave-Musik oder einfach das Klopfen mit der „Butterfly-Methode“ geholfen. Im wingwave-Onlineshop finden Sie unter der Rubrik „Soundcoaching“ auch das Selbstcoaching „Freie von Flugangst“.

> Flugangst lässt sich schnell und erfolgreich behandeln, wenn nicht weitere Ängste damit verknüpft sind.

Bei vielen Menschen ist jedoch ein professionelles Coaching sinnvoll. Das Besondere am Vorgehen bei einem wingwave-Coaching ist das genaue Eingehen auf den individuellen Angsttrigger: das kann schon die Sicherheitskontrolle, das Abgeben der Koffer oder der kritische Blick auf die Bordkarte sein. Mit wingwave reichen meist drei bis vier Sitzungen, sofern die Flugangst eine isolierte Blockade ist, also keine weiteren Ängste mit bearbeitet werden müssen. Weil Flugangst weit verbreitet ist, zeigen wir an diesem Beispiel einmal ausführlich, wie wir vorgehen.

Als Erstes versucht der wingwave-Coach herauszufinden, an welcher Stelle die Probleme beginnen. Es ist nämlich nicht immer die Angst vorm Abheben; häufig verursacht das Drumherum genauso viel Stress.

Der Coach „testet“ den ganzen Prozess vom Verlassen des Hauses bis zum Fliegen mit dem Myostatiktest. Der Klient durchlebt in Gedanken alle typischen Situationen, die zu einer Reise mit dem Flugzeug gehören, während der Coach versucht, Zeigefinger und Daumen auseinanderzuziehen. Wenn das gelingt, zeigt es, in welchem Teil des Gesamtvorgangs „Fliegen“ die Probleme liegen. Ist es vielleicht die Vorstellung, zu spät zu kommen mit den typischen „Ich-schaff-dasnicht-Sorgen"? Oder das unangenehme Gefühl, vor fremden Leuten die Tasche öffnen zu müssen? Kontrolliert zu werden wie jemand, der etwas zu verbergen hat? Der wingwave-Coach geht in chronologischer Reihenfolge vor und testet mit dem Myostatiktest folgende mögliche Stresstrigger:

- Anfahrt mit Taxi, Bus oder Bahn
- Betreten der Abfertigungshalle
- Gepäck einchecken und Sicherheitskontrolle
- Gate aufsuchen/der Flug wird aufgerufen
- In der Schlange stehen, durch die Gangway gehen, den Platz suchen
- Die Stewardess erklärt die Flugsicherheit
- Anschnallen
- Das Flugzeug rollt, bleibt dann stehen
- Der schnelle Start, das Abheben
- Die Reisehöhe ist erreicht, das Flugzeug fliegt geradeaus, es kommen Klingelzeichen
- Turbulenzen, die das Flugzeug durchrütteln
- Das WC aufsuchen
- Reisezeit bei langen Flügen, Langeweile, Sorgen um die Gesundheit, Druck auf den Ohren, Übelkeit, trockene Luft, unbequemes Sitzen, angeschnallt sein

Reagiert der Klient bei einem der Testpunkte mit einer Schwäche, wird der Coach sich auf die Suche nach Unsicherheiten begeben („Dahinter steckt doch noch etwas anderes"). Dafür beherrscht er – je nach Situation – spezielle Verfahren.

Viele Klienten sind erstaunt darüber, an welcher Stelle ihr persönlicher „wunder Punkt" liegt. Beispielsweise reagierte eine 40-jährige Frau auf den Satz „Sie schnallen sich an". Heraus kam dann, dass sie als dreijähriges Mädchen wegen ihrer Neurodermitis-Erkrankung für drei Wochen ins Krankhaus musste – und dort wurde sie immer festgebunden, um zu verhindern, dass sie sich kratzt. Ein anderer

Klient reagierte nur auf den Satz „Beim Starten wird das Flugzeug ganz schnell". Als er acht Jahre alt war, bekam sein 16-jähriger Bruder ein Moped und nahm ihn öfter mit. Seinem Erleben nach fuhr der Bruder rasend schnell. Er umklammerte ihn, hatte Angst, wollte das aber nicht zugeben.

Es bedarf einer besonderen Aufmerksamkeit, wenn die Angst vorm Fliegen tatsächlich begründet ist. Zum Beispiel nach einer Notlandung, bei der die Betroffenen Todesängste ausstehen mussten. Auch Ereignisse vor oder nach dem Flug, deren Zusammenhang oft nicht klar ist, können Flugangst hervorrufen. So kam der Schüler Jan zu uns, dessen Familie sehr international ist: Die Familienmitglieder verteilen sich auf die USA, die Niederlande, England und Pakistan. Der Wunsch des 15-Jährigen: „Ich möchte gerne entspannt fliegen können." Als er zu uns kam, war allein die Vorstellung vom Fliegen für ihn Furcht einflößend: „Ich weiß nur, dass ich irre Angst vorm Fliegen habe und allein nicht dagegen ankomme." Den Wunsch auf später zu verschieben, ging nicht länger. Denn nun stand eine Reise mit Klassenkameraden an. Und denen sagen, dass er sich vor Angst in die Hose macht und lieber in einen Zug steigen möchte? Unmöglich. Die Eltern hatten den Flug schon gebucht.

> Viele Klienten sind erstaunt darüber, an welcher Stelle ihr persönlicher „wunder Punkt" liegt.

Beim wingwave-Coach geht Jan in Gedanken seine bisherigen Flugerlebnisse durch. Tatsächlich hat er schon einiges erlebt, das einem über den Wolken berechtigte Furcht einjagen kann. Er überstand als Kind ein Luftloch, während neben ihm die Mutter und die Großmutter vor Angst schrien. Er erinnerte sich an einen ängstlichen Lehrer beim Klassenausflug nach Prag. Doch beide Erlebnisse brachten ihn nicht aus der Fassung. Beim Myostatiktest blieb er stabil. Auch das Drumherum einer Flugreise – vom Packen zu Hause über das Abschiednehmen, die Enge, den Kontrollverlust, Flugzeugentführungen – bei all diesen Klassikern blieb er ungerührt. Wir mussten uns also auf die Suche nach anderen Erlebnissen rund ums Thema machen und stießen auf einen Bereich, der Angst und Scham in ihm auslöste: Beim gedanklichen Boarding-Aufruf zum Einsteigen und der Ticketüberprüfung konnte Jan den Ring mit den Fingern nicht halten.

Der Coach testete sein junges Leben durch. So viel konnte ein 15-Jähriger ja noch nicht erleben haben. In seinem dritten oder vierten Lebensjahr blieben wir hängen. Was war da? Zuerst fiel Jan nichts ein, an das er sich unangenehm erinnern konnte. Doch dann kam ihm beim Winken zu seiner eigenen Überraschung ein Erlebnis vor Augen. Er war damals noch im Kindergarten, spielte draußen mit anderen ein spannendes Spiel und hatte deswegen keine Lust, auf die Toilette zu gehen, als er mal musste. Es kam, wie es kommen musste: Er machte sich in die Hose. Dann rief die Erzieherin die Kinder zum Essen, und alle gingen an ihr vorbei in den Raum hinein. Sie rümpfte die Nase, sah Jan an und sagte: „Du kommst hier nicht rein!“ Er schämte sich furchtbar und die anderen Kinder lachten ihn auch noch aus.

> Manchmal führen Erlebnisse aus der Vergangenheit auf Umwegen zu neuen Ängsten.

Dieses Erlebnis, so schien es, übertrug er auf die Kontrollsituation beim Boarding. Jan selbst ist auch als Teenager noch nicht ganz ausgewachsen. Dass aus seiner Sicht große und/oder bedeutsame Frauen (wie früher die Erzieherin und jetzt die Stewardess in offizieller Uniform) darüber entscheiden, ob er rein darf oder nicht – das hat ihm mächtig zugesetzt. Nach kurzer Zeit konnte er darüber lachen. Seine bevorstehenden Flüge klappten ohne Probleme.

Angst aus Erfahrung – Angst vor der Angst

Atemnot und Krankschreibung, doch es finden sich keine körperlichen Ursachen. Manchmal führen Erlebnisse aus der Vergangenheit auf Umwegen zu neuen Ängsten.

Christian, ein Kaufmann, meldete sich bei uns zum Coaching an, weil er immer häufiger unter Angstattacken litt, die er sich selbst nicht erklären konnte. Manchmal war es so schlimm, dass er in Atemnot geriet und die Angst vorm Ersticken gefährliche Gedankenschleifen im Sinne von Angst vor der Angst auslöste. Er musste sich zeitweise krankschreiben lassen, doch kein Arzt konnte ihm helfen. Körperlich war alles okay. Mit unserem Myostatiktest kamen wir darauf, dass er mit 16 Jahren wohl ein Erlebnis hatte, das bis heute Einfluss auf ihn nimmt. Kindheit, Jugend – alles war bei ihm glücklich verlaufen. „Ich kann mit keinem Familiendrama dienen“, sagte er. Erinnerungen führten ihn aber zurück zu einem Erlebnis, das er als jugendlicher Leistungssportler hatte. Während eines wichtigen Matches, bei dem er alles gab, blieb ihm plötzlich die Luft weg. Panisch rannte er nach draußen, wusste nicht, was mit ihm geschah. Er fiel hin, japste nach Luft. Christian dachte, er müsste sterben. Sein inneres Bild ist bis heute geblieben: „Da liegt ein Junge mit Todesangst auf dem Boden.“ In seiner Erinnerung erreichte er den schlimmsten Wert auf der Skala, den man sich vorstellen kann: minus zehn. Besser wurde es erst, als jemand vorbeikam und ihm beruhigend ins Ohr sprach: „Das geht vorbei.“ Tatsächlich gelang es uns, dieses Panikgefühl heute noch im Hals und im oberen Brustkorb zu lokalisieren.

> Bei aktuellen beruflichen Herausforderungen kommen die gleichen Gefühle auf wie in der Jugend bei sportlichen Höchstleistungen. Der Anspruch „Ich muss alles geben" führt zu Schweißausbrüchen und Angstattacken.

Er saß im Gespräch, schwitzte, war sehr erregt und bekam rote Flecken im Gesicht. Entspannen, mal richtig durchatmen? Fehlanzeige. Unsere Treffen zeigten Wirkung. Nach jedem Gespräch, jeder Intervention ging es ihm besser. In kleinen Schritten wurde das sichtbar: Er lächelte bald, bewegte sich gelassen, saß gelöst und konnte es selbst nicht fassen, als er plötzlich feststellte: Ich kann wieder durchatmen bis in den Bauch.

In den nächsten drei Wochen blieb Christian ohne Panikattacke. Er hatte neuen Lebensmut gefunden, ging wieder gerne ins Büro und plante seinen ersten Urlaub seit Langem. Fünf Monate später zieht er Bilanz: „wingwave hat mir wirklich geholfen."

Offensichtlich hat ihm das Allesgeben, das er aus dem Leistungssport kannte, erneut negative Stressgefühle gebracht, die ihm erst Angst und dann Angst vor der Angst machten.

Hilfe, eine Spinne!

Abscheu, Atemnot und Angst vorm Ausgeliefertsein. Es ist lernbar, das Gefühl „Ich bin mit einer Spinne allein im Haus" ruhig zu ertragen.

Da sitzt sie an der Wand. In der Mitte dick, schwarz, mit langen dünnen Beinen. Einfach nicht hinsehen? Das Krabbeltier mit Besen und Kehrblech nach draußen verfrachten? Draufschlagen? Einfangen und im Garten wieder aussetzen?

Die Begegnung mit einer Spinne ist für einen Teil der Menschheit kein größeres Drama. Doch wer Angst vor den Achtbeinern hat, gerät häufig schon beim Anblick in Panik. Mögliche Selbsthilfemaßnahmen scheitern an Berührungsängsten. Denn dafür muss man relativ nah ran an das Tier. Eine Betroffene beschreibt das so: „Ich empfinde Abscheu. Anspannung und bin ständig auf der Hut. Die Spinne könnte plötzlich weg sein und dann ganz woanders auftauchen – im Schlafzimmer zum Beispiel. Oder in der Dusche. Ich würde mich ausgeliefert fühlen und vollkommen kopflos reagieren. Wenn sie auf mich zuliefe, mich berühren würde ...“

Rational lässt sich das nicht erklären: Natürlich tut die Spinne nichts. Beißt nicht, ist nicht einmal giftig. Doch Wissen schützt nicht.

Ob wingwave ihr helfen könne, möchte die Frau auf einem Kongress von uns wissen. Klar, am besten sofort. Mit dem Myostatiktest finden wir schnell heraus: Worte wie „dicke, fette, schwarze Spinne“ flößen ihr keine Angst ein. Erstaunlich. Es ist also gar nicht die Spinne, sondern etwas anderes.

Wir testen die Kindheit und stoßen darauf, dass sie in Stress gerät, wenn sie sich mit etwas Unangenehmem in einem Raum aufhalten muss und nicht weg kann oder darf. Schließlich erinnert sie sich an ein Ereignis, „das ich dreißig Jahre lang erfolgreich verdrängt habe“. Mit neun Jahren auf einer Jugendherbergsreise musste sie mit vielen Kindern in einem Raum schlafen. Ältere Mädchen machten Witze über Sex. „So was kannte ich nicht. Es machte mir Angst, und ich fand es eklig. Und ich konnte nicht nach Hause zu meinen Eltern. Also hielt ich aus und lag ganz still in meinem Bett.“

> Die Begegnung mit einer Spinne ist für einen Teil der Menschheit kein größeres Drama. Doch wer Angst vor den Achtbeinern hat, gerät häufig schon beim Anblick in Panik.

In einem Bericht beschreibt sie, was in ihr vorging: „Das ist der Punkt, an dem der Coach sein Wink-Set beginnt – ich folge seiner

Hand mit meinen Augen, während er noch einmal mein unangenehmes Gefühl zusammenfasst. Danach fühle ich mich seltsam leicht. Mir wird sehr warm. Ich fühle mich berührt und habe Mitleid mit meinem neunjährigen Ich und bin trotzdem euphorisch. Ob es das nun war? Wenn ich mir vorstelle, dass ich in den Keller gehe und mir dort eine Spinne begegnet, kribbelt es immer noch in der Magengegend. Ein Rest Skepsis bleibt."

Beim Anblick einer Spinne gelassen bleiben? Für Menschen mit Spinnenphobie undenkbar. Doch nach einer kurzen Intervention klappt es. Eine Klientin schafft es sogar, das Tier auf einer Pappe nach draußen zu befördern.

Im nächsten Schritt geht es darum, eine Situation zu finden, in der die Betroffene sich besonders stark, ruhig und souverän gefühlt hat. Diese Ruhe wird mit einer bestimmten Handbewegung verankert, damit sich die Aufregung legt und Gelassenheit einkehrt.

Das Ziel ist definiert: Man muss nicht Deutschlands größter Spinnenfan werden, sondern mit der Situation „Spinne und ich allein zu Hause" fertig werden.

Die nächste Begegnung mit dem Feind wird spannend: „Die Spinne ist ganz nah an mir dran, ungefähr 15 Zentimeter, und sie bewegt sich bedächtig. Was nun?", erzählt die Betroffene weiter.

„Ich rufe meine gelernte Ressource ab, bin angespannt, will sie einfangen, aber nicht zu nah dran müssen. Deshalb suche ich ein Küchensieb, schiebe eine dünne Pappe drunter und befördere die Spinne nach draußen." Es hat geklappt. Mit Aufregung, aber ohne Panik. Danach fließen Tränen. „Ich habe eine mehr als 30 Jahre alte Phobie überwunden. Es ist wie ein kleines Wunder."

Mit Musik zum Zahnarzt

„Patient“ sein heißt vom Wortstamm her: Geduld haben, mit sich machen lassen, aushalten. Aber das Gefühl, als Patient ausgeliefert zu sein, kann Schweißausbrüche und Herzrasen hervorrufen.

Ein Besuch beim Zahnarzt – das war für Ernst etwas, das er immer wieder verschob. „Ich habe nicht mal ein Bonusheft“, sagt er mit einem verlegenen Lächeln. Regelmäßig hingehen? Für ihn unmöglich. „Schon wenn ich den Bohrer höre, verkrampfe ich mich, schwitze, werde unsicher und kriege Herzrasen.“ Sprüche wie „Sie müssen keine Angst haben, das tut doch gar nicht weh“ waren für ihn wie Hohn. Beim Anblick der Zahnarztwerkzeuge zuckte er zusammen und war überzeugt: „Das geht nicht.“ Schließlich riet ihm die Ärztin, etwas gegen die Angst zu tun, damit die Behandlung überhaupt möglich wurde. Ernst erfuhr von ihr, dass es „etwas gibt, mit dem man die übermäßige Angst wegmachen kann“, und kam zu uns in die Praxis. Sein Problem war schnell gefunden: Es war das Gefühl, hilflos und ausgeliefert zu sein, nicht weglaufen zu können und sich wie gelähmt zu fühlen. Bereits nach einem Winke-Set konnte er Daumen und Zeigefinger zusammenhalten, während er an die bedrohlichen Zahnarztgeräte dachte, und war selbst verblüfft: „So schnell geht das?“ Für den nächsten Arztbesuch wappnete er sich mit der wingwave-Musik, setzte sich in Ruhe auf den bis dahin immer gefürchteten Stuhl. Die Ärztin konnte bohren, ohne dass er auch nur einmal zuckte. Es ging tatsächlich und ist seitdem kein Problem mehr.

Das Gefühl, hilflos und ausgeliefert zu sein, nicht weglaufen zu können und sich wie gelähmt zu fühlen, steckte hinter der Angst vor dem Zahnarzt.

Die Not einer Tänzerin

Ein Schockgefühl in der Kindheit kann auch nach Jahren noch Ängste auslösen, sogar in ganz anderen Zusammenhängen.

An einer Stelle geriet ein Tanzpaar immer wieder aus dem Konzept. Stefanie und ihr Mann, beide Turniertänzer in der höchsten deutschen Amateurklasse, versuchten zwei Jahre lang, mit intensivem Techniktraining eine Schrittfolge hinzukriegen, die mit einem Grätschsprung der Frau endet. „Ich habe Angst davor“, bekannte Stefanie verzweifelt gegenüber ihrem Coach Thiery Ball. Gemeinsam kamen sie einem Kindheitserlebnis auf die Spur: Mit 14 Jahren stieß ein Bekannter Stefanie vom Fünfmeterbrett. Das Mädchen versuchte noch, sich festzuhalten, stürzte jedoch mit gegrätschten Beinen ins Wasser. Das Schockgefühl sitzt ihr bis heute sprichwörtlich im Nacken. Nach drei Sitzungen spürt sie deutliche Erleichterung. Ihr Mann unterstützt sie (der Satz, dass die beiden füreinander da sind, wirkt als verstärkender Schlüsselreiz) – und zum ersten Mal meistern sie die sonstige Stolperstelle mit Mut und Schwung. Stefanie steht den Angstsprung mit Bravour und gleitet danach planmäßig mehrere Meter.

Schlange an der Beziehungsfront

Verdrängte Wut und lange zurückliegende Scham – wer sich selbst hinterhältig gefühlt hat, kann Jahrzehnte später noch darunter leiden.

Für Sonja war es eine kleine Katastrophe. Ausgerechnet als sie sich mit ihrem Freund nach einigen Streitereien wieder vertragen hatte und die Beziehung gut lief, schaffte der sich eine Schlange an. Die sollte nicht nur im Terrarium leben, sondern auch den Kontakt zu

Menschen pflegen. Ein Tier im Babyalter, ungiftig zwar, aber für jemanden mit Schlangenangst eine klare Bedrohung. „Mein Freund wollte, dass ich sie festhalte", berichtet Sonja. Während die Schlange sich um ihr Handgelenk schlängelte, hatte sie voller Angst nur einen Gedanken: „Gleich schnappt die hinterhältig zu."

Beim Erzählen entsteht auf Sonjas Arm eine Gänsehaut. Ihr Gesichtsausdruck ist angeekelt, doch allein das Wort „Schlange" löst keinerlei Stressgefühle in ihr aus, worüber sie beim Coaching selbst erstaunt ist. Nicht einmal Begriffe wie „Schlangenbiss" oder „Schlange schnappt zu" bestätigen, dass sie tatsächlich Angst vorm Gebissenwerden hat. Also suchen Sonja und ihr Coach weiter. Als von einer „hinterhältigen Schlange" die Rede ist, zeigt Sonja erstmals etwas Schwäche beim Halten von Zeigefinger und Daumen. Als dann das Wort „hinterhältig" allein fällt, lässt ihre Kraft so nach, dass sie nicht mehr halten kann. Wir landen auf der Reise durch Sonjas Kindheit in dem Jahr, in dem sie eine kleine Schwester bekam – mit den kindertypischen Reaktionen: Das Mädchen dachte, die Eltern hätten es nicht mehr lieb, würden die Schwester bevorzugen und es selbst abschreiben. Die Erinnerung „Ich wollte die nicht haben" löst heftige Scham aus. Schließlich gesteht sie nicht nur die unguten Gedanken, sondern – ebenfalls kindertypische – Taten: „Immer wenn keiner hingesehen hat, habe ich sie gekniffen oder geschubst." Dabei macht sie die gleiche zuschnappende Bewegung wie beim Bericht über die Schlange ihres Freundes aus ihrem Handgelenk. Sonja fällt es wie Schuppen von den Augen: „Ich war die Schlange!"

> Verdrängte Wut und lange zurückliegende Scham – wer sich selbst hinterhältig gefühlt hat, kann Jahrzehnte später noch darunter leiden.

Gedanken an Wut (auf die kleine Schwester) und Scham (über dieses negative Gefühl, das sich aus Sonjas Sicht nicht gehört) sind für sie nachweislich viel schlimmer als die Schlange selbst. Nach dieser Erkenntnis kann Sonja stressfrei in Gedanken das nächste Treffen mit ihrem Freund und dessen Schlange durchgehen. Nach einer Doppelstunde besteht sie nicht nur den ersten Praxistest. Sie übertrifft sogar unsere Erwartungen: Als ihr Partner die Schlange aus dem Terrarium holen wollte, drängte sie sich gleich dazwischen: „Diesmal mache ich das." Es klappte. Der Freund ist erstaunt und Sonja mächtig stolz auf sich.

> Ängste sind unangenehm und blockieren – das ist bekannt. Manchmal hat die Furcht aber auch Vorteile, zumindest vordergründige.

Verletzt unter mentaler Hochspannung

Wie bei einem Handballspieler ein Hochleistungs-Sportunfall im Stress- und Schmerzgedächtnis „hängen blieb", er deshalb schlechter spielte und nach einem Coaching wieder auf die Erfolgsspur kam.

Körperlich ging es dem Handballprofi gut. Ein schmerzhafter Kreuzbandriss war perfekt verheilt, der Sportler wieder topfit. Dennoch brachte er nicht die erwartete Leistung. Er nahm sich zurück, mied den notwendigen Körperkontakt mit dem Gegner, blockierte Zweikämpfe und gab den Ball zu schnell ab. „Ich wusste zwar immer, was ich hätte tun müssen, doch ich verhielt mich komplett anders. Ob ich wollte oder nicht – ich konzentrierte mich ständig auf mein Knie und traf deshalb falsche Entscheidungen", wunderte er sich selbst.

Im Coaching durchlebte der Spieler den Unfall, der bei einer Europameisterschaft passierte, noch einmal in einzelnen Schritten: Wie der Gegner auf ihn zuraste, der laute Knall des reißenden Kreuzbandes, der Schmerz – alles war schlimm, doch laut Myostatiktest keine Katastrophe. Erst als er die anschließende Phase nachempfand, in der er am Boden lag, wurde er schwach. Es war ein Moment der Hilflosigkeit, wie ihn auch andere verletzte Sportler kennen. Doch nicht alle zeigen danach nur noch eingeschränkte Leistungen. Was war also anders?

Der erste Gedanke, der ihm in den Kopf schoss, war verheerend. „Jetzt ist etwas ganz Schlimmes passiert“ – an diese innere Aussage erinnerte er sich sofort. Für ihn war klar: „Im Knie ist etwas richtig kaputtgegangen. Mein Leben als Weltklassespieler ist vorbei.“ Ein trauriges Dasein als Sportinvalide schwebte ihm vor Augen.

Möglicherweise empfand er die Verletzung unter der mentalen Hochspannung, die bei den wichtigsten Meisterschaften herrscht, katastrophaler, als er es bei einem weniger wichtigen Wettkampf getan hätte.

Vertrauen auf eine Genesung

Der amerikanische NLP-Lehrer Robert Dilts entwickelte Interventionen, die sich in diesem Fall als hilfreich erwiesen. Er stellte fest, dass Verletzungsschmerzen zwar äußerst unangenehm und erschreckend sein können, aber nicht lebensbedrohlich. Niemand käme auf die Idee, nach einem Bänderriss, einer Schnittwunde oder einem Wespenstich zu befürchten: „Das ist mein Ende.“ Wir vertrauen darauf, dass die Verletzung eines Tages heilen wird und alles wieder so ist wie vorher. Schließlich bestätigen das eigene Erfahrungen ebenso wie die von anderen Leuten. Robert Dilts fand heraus, dass dieses Vertrauen die Voraussetzung für eine vollständige Genesung auf mentaler Ebene ist.

> Um körperlich gesund zu werden, muss man auf die Selbstheilungskräfte vertrauen. Gelingt das nicht allein, muss der Coach die Stresserinnerung an den Unfall „bewinken" und so positive Glaubenssätze in die Gedanken einweben

Wenn das aber fehlt, können die Betroffenen nicht zu alter Stärke zurückfinden. Es sei denn, die Glaubenskraft an die Selbstheilung wird wiederhergestellt. Genau das war unser Ziel. Wir begannen, den Satz „Es ist etwas ganz Schlimmes passiert" durch weniger dramatische, der Situation aber trotzdem angemessene Aussagen zu ersetzen. Diese neuen Glaubenssätze webten wir in die Intervention ein.

Schon drei Tage nach dem zweistündigen Coaching warf der Handballspieler fünf Tore. Seine Bilanz bestätigte den Erfolg eindrucksvoll: Waren ihm zwischen Verletzung und Coaching nur noch 27 Tore in 24 Spielen gelungen, so erzielte er danach 132 Tore in 32 Spielen. Von wegen Sportinvalide ...

Zivilisation als Angstauslöser

Das Leben wird immer anspruchsvoller, Tempo und Anforderungen steigen ständig. Wenn der Stress nicht mehr nachlässt, gedeihen Ängste besser denn je.

Überforderung: Leistungsschau statt Stressabbau

Wer im Beruf gefordert ist und sich auch in der Freizeit zu viel vornimmt, entwickelt häufig Ängste vor Überforderung. Denn das Gehirn kann nicht immer Vollgas geben.

„Alles, was mir Spaß macht, ist bestimmt gut für mich" – mit dieser Devise geraten immer mehr Menschen in einen Erlebnisrausch, der keine Zeit mehr für Erholungspausen lässt. Der sogenannte Eustress – also der gute Stress –, der anfangs angenehm pusht, das Erregungsniveau erhöht und zu großen Taten beflügelt, wird zum

Dauerzustand. Und der wiederum ist ein gefährliches Fundament für Ängste.

Viele beruflich stark engagierte Leute glauben zum Beispiel, dass ein Kurzurlaub in Disneyland eine prima Erholung ist, und wundern sich, wenn sie danach angespannt an den Schreibtisch zurückkehren. Mehrere Tage lang war ihre Aufmerksamkeit ständig gefordert. Es war laut, bunt, grell, voller Menschen und Ablenkungen, sodass die Sinne sprichwörtlich überdrehten. Kinder, die zu viel vorm Bildschirm hocken und ihren Eltern erzählen: „Das ist nach dem langen Schultag die beste Entspannung für mich", täuschen nicht nur die Eltern, sondern auch sich selbst. Aufnahmen des Gehirns zeigen: Das funktioniert nicht. Unser „Arousal" – damit bezeichnet die Stressmedizin das Erregungsniveau unseres Nervensystems – bleibt dauerhaft hoch, wenn es nicht gezielt heruntergefahren wird.

Erfolgsmenschen trifft es besonders häufig. Statt Erholungspausen verordnen sie sich in der Freizeit Programme, die keine Ruhe zulassen. Schnell gedeihen so Ängste.

Das „Arousal" funktioniert wie ein Antrieb und wird deshalb umgangssprachlich oft so genannt. Es ist den ganzen Tag aktiv geschaltet und organisiert unser normales „Wachsein", auch wenn gerade mal nichts passiert. Seine Funktionsweise erinnert an den Trafo einer Spielzeugeisenbahn. Setzt der die Gleise wohldosiert unter Strom, so fährt der Zug angemessen langsam an und schafft seine Strecke inklusive aller Kurven. Bleibt der Trafo ausgeschaltet, passiert gar nichts – deshalb ist es so wichtig, dass das Arousal tagsüber gleichmäßig wirkt. Wird er aber zu hoch gedreht, entgleist der Zug. Das Gasgeben passt dann nicht mehr zu den „Fähigkeiten" der Lok mit ihrem Anhang. Während die kleine Eisenbahn die Kurven bei richtiger Bedienung locker nimmt, geht's bei überdrehtem Tacho schief.

Genauso funktioniert das Arousal: Ist unser Erregungszustand zu hoch, können auch kleine, ansonsten unbedeutende Ereignisse uns aus der Bahn werfen. Ist er aber zu niedrig, kommen wir auch nicht so recht in Fahrt. Ein bisschen Erregung ist äußerst leistungsfördernd. Wir werden angenehm aufgeregt, aufmerksamer, wacher und reaktionsschneller – erleben also den positiven Eustress statt des destruktiven Disstresses. Doch das Powergefühl kann nie von Dauer sein.

> Mit „Arousal" bezeichnet die Stressmedizin das Erregungsniveau unseres Nervensystems. Ist unser Erregungszustand zu hoch, können uns auch unbedeutende Ereignisse aus der Bahn werfen.

Ob privat oder beruflich – im modernen Alltag neigen die Menschen mittlerweile dazu, ihr Arousal unnötig nach oben zu treiben – oft sogar bis zum Anschlag.

Wenn sich das Selbstwertgefühl durch Leistung definiert

Ein Beispiel: Ein erfolgsverwöhnter Manager möchte sich in jeder Situation als Macher präsentieren. Wenn schon Urlaub in Paris, dann auch möglichst viel mitnehmen. Die Leistungsschau beginnt am Eiffelturm. Der Mann will ihn bezwingen und keineswegs den leichtesten Weg nehmen – also das Modell „Mit dem Fahrstuhl nach oben". Er überschätzt seine Kondition, will sich das aber nicht eingestehen. Also steigt sein Stressniveau, während er die Stufen hochläuft. Endlich am Ziel steht er schon mächtig unter Druck. Das Herz pocht, er muss beim Atmen schnaufen, es geht ihm schlecht. Der Blick nach unten („Wie hoch bin ich?") löst keine Euphorie, sondern Beklemmungen aus. Das Bild des Abgrundes schießt ihm ins Gehirn, das inzwischen durch den erhöhten Erregungszustand nicht mehr filtern kann. Eine bisher nicht gekannte Höhenangst ist geboren.

Ein anderes Beispiel: Ein geschäftsreisender Vielflieger möchte aus Südkorea nach Deutschland zurückkehren. Normalerweise sind ihm die Abläufe rund ums Fliegen vertraut. Er betritt jedes Flugzeug ohne Angst. Doch diesmal ist er spät dran. Er gerät in den üblichen Vorbereitungsstress („Habe ich alles richtig geplant, meine Sachen zusammen, den Zeitplan genau kalkuliert?“). Dann kommt ein Stau, die drohende Verspätung ist kaum noch einzuholen. Er rennt zum Schalter, findet seine Papiere nicht sofort und erreicht das Gate in der letzten Minute. Mit einem fast unerträglich hohen Arousal setzt er sich ins Flugzeug. In der Luft erlebt er dann in diesem aufgewühlten Zustand noch ein oder zwei harmlose Turbulenzen – das Flugzeug wackelt nur ganz leicht. Aber auf ihn wirkt das kleine Wackeln, als würde das ganze Flugzeug durchbrechen. Die Flugangst, die er seitdem plötzlich spürt, basiert auf einem erhöhten Arousal, welches die harmlose Turbulenz zehnmal so intensiv ins Nervensystem eingespeichert hat, als sie wirklich war.

> Nicht die Ereignisse, sondern unser inneres Emotionsdrama um die Dinge ist der Stressauslöser. Erst die Intensität unseres „Arousals" entscheidet darüber, ob aus daraus ein Angstgegner wird.

Selbst wer einen Urlaub mit Sport- und Entspannungsprogramm bucht, kann den Alltagsstress kaum abbauen, wenn die Erholung in „Arbeit“ ausartet, weil man zum Beispiel zu festen Zeiten an festen Orten sein muss und – um bloß nichts zu verpassen – ständig die Uhr im Blick hat.

Letztendlich sind es gar nicht so sehr die Ereignisse, die Ängste entstehen lassen, sondern die Intensität der Gefühle, die damit einhergehen. Stellen Sie sich einmal vor, ein Kind ist mit seinem Vater im

Zoo. Die beiden haben gute Laune, sie nehmen sich viel Zeit, gehen friedlich miteinander um und halten sich eine ganze Weile bei den Vogelspinnen auf. Der Vater erklärt dem Kind einiges über die Spinnen. Danach gibt es noch ein großes Eis. Er weckt sein Interesse, und das Kind beschäftigt sich zu Hause weiter mit dem Thema, weil alles so nett und so schön war. Vielleicht wird es später einmal Spinnenforscher.

Ein anderes Kind steht unter Stress, weil die Familie in einer andere Stadt zieht. Es trennt sich von den Freunden, in der neuen Schule ist alles fremd, die Eltern sind hektisch, zu Hause stehen Umzugskartons. Das Arousal der gesamten Familie ist „bis zum Anschlag“ hochgedreht. Abends liegt das Kind allein im Bett im neuen Kinderzimmer, die Wände sind noch ganz kahl, und dann spaziert plötzlich eine Spinne an der Wand entlang. Das Kind erschrickt sich zutiefst, das Krabbeltier bringt das Stressfass zum Überlaufen. Eine Spinnenphobie ist geboren.

Diese Form von Ängsten ist fast durchgehend hausgemacht und kommt sehr oft vor.

Wie stark unser Erregungszustand die Wahrnehmung prägt, zeigt das Beispiel vom Kätzchen mit gefühltem Tigerausmaß. Je höher die Angstbereitschaft, desto größer empfinden wir die Bedrohung. Stellen Sie sich zwei Situationen vor, die rein äußerlich ähnlich sind:

> Unser Erregungszustand wird stark von unserer Wahrnehmung geprägt. Je höher die Angstbereitschaft, desto größer empfinden wir die Bedrohung.

Im ersten Fall betritt ein Mann ein Haus, in dem er noch nie gewesen ist. Er bewegt sich langsam und gelassen, geht durch die Räume, guckt hier und da, bleibt mal stehen, wenn ihm etwas gefällt. Wie beiläufig fällt sein Blick auch auf eine Katze.

Als die sich bewegt, um wegzuhuschen, bekommt der Besucher einen kurzen Schrecken, kann sich aber schnell selbst wieder beruhigen, als er erkennt, dass es wohl die harmlose Katze der Hausbesitzer ist: „Ach, du bist es, Miezi, musst nicht weglaufen." Der Mann misst der Begegnung weiter keine Bedeutung zu und setzt seinen Rundgang fort. Vielleicht fragt man ihn nach einer oder zwei Wochen, ob die Hausbesitzer Haustiere haben, aber er kann sich nur schwach erinnern: „Ich glaube, die haben eine Katze, ziemlich klein, aber so richtig weiß ich es gar nicht mehr."

Im zweiten Fall kommt ein Mann in das gleiche Haus. Auch er ist dort noch nie gewesen. Obwohl alles um ihn herum genauso ruhig ist wie im ersten Fall, dreht der Mann fast durch vor Angst. Seine Nerven sind zum Zerreißen gespannt, das Herz pocht, während er von einem Raum zum nächsten geht und Ausschau nach wertvollen Stücken hält. Dieser Mann ist Einbrecher, Anfänger noch dazu. Als das gleiche Kätzchen seinen Weg kreuzt, schreit er vor Schreck, als stünde Graf Dracula persönlich vor ihm. Kopflos rennt er aus dem Haus und vergisst sogar seine Beute. Als er später davon erzählt, klingt das so: „Da war ein Ungeheuer im Haus. Muss ein Tiger oder Ähnliches gewesen sein. Riesig groß jedenfalls."

In dieser Geschichte werden Erregungszustand und Reiz auf unglückliche Weise miteinander verknüpft. Die Bedrohung findet nur in Gedanken statt. Das erklärt auch, warum manche Menschen Angst vor Dingen haben, die andere gleichgültig lassen.

Solche Vorgänge finden übrigens nicht nur in kurzen Schrecksituationen statt. Es gibt auch viele Menschen, die sich fast dauerhaft so viele Sorgen machen, dass sie ständig unter Strom stehen. Warum kommt mein Partner heute nicht pünktlich? Ist ihm etwas passiert?

Vielleicht ein Unglück? In diesen Fällen ist das Grunderregungsniveau so hoch wie bei dem Einbrecher im fremden Haus. Ein kleiner Schreck obendrauf, und das Fass läuft über. Die Angstsituation erscheint unerträglich.

Natürlich machen sich fast alle Menschen Sorgen um ihre Liebsten. Um Partner, Kinder, Eltern, Geschwister – doch der Unterschied besteht darin, dass ein normales Erregungsniveau beruhigende Gedanken zulässt, die einen mit mentaler Kraft sprichwörtlich wieder „herunterholen", bis die Gefahr gebannt ist und der Erwartete unversehrt wieder auftaucht.

Angst, Stress, Schmerzen machen empfindsam

Was passiert eigentlich bei starken Schmerzen im Gehirn? Forscher kamen zu der überraschenden Erkenntnis, dass das Schmerzzentrum keineswegs als einzige Region mit hoher Aktivität reagiert, wenn uns etwas wehtut. Stattdessen arbeitet das ganze Gehirn intensiv. Ob sehen, hören oder fühlen – Schmerz macht sich überall bemerkbar.

Deshalb wird man auch bei Krankheiten besonders licht- und geräuschempfindlich. Ein leichtes Klopfen fühlt sich an wie ein Dröhnen. Ein Lichtstrahl schmerzt in den Augen, als würde die Sonne direkt hineinstrahlen. Bei Angst oder einem überhöhten Stress-Arousal reagieren Körper und Gehirn genauso wie bei Schmerzen. Die Sinneszentren werden hochsensibel, jeder Reiz wird wie durch eine Riesenlupe vergrößert wahrgenommen.

Aufschieberitis, Rede- und Versagensangst

Was viele Berufstätige in Panik versetzt, lässt sich mit verschiedenen Methoden verhindern.

Die Angst vor dem Anfang: Ich komme nicht in Schwung

Jeden Morgen der gleiche Gedanke: Heute werde ich mich pünktlich an den Schreibtisch setzen. Erledigen, was zu erledigen ist, und danach zufrieden auf mein Werk blicken. Für Menschen, die das tatsächlich hinkriegen, erscheint es überhaupt nicht schwierig.

Wer jedoch – vorsichtig ausgedrückt – dazu neigt, Schwieriges oder Unangenehmes zu verschieben, kennt die Gefahr, die davon ausgeht. Wer gar unter Prokrastination (das ist der Fachausdruck für die bekannte Verschieberitis) leidet, braucht mehr Hilfe als ein Kommando vom inneren Schweinehund („Leg jetzt los!").

Vor allem am Computer, wo ein Klick schon Ablenkung ermöglicht, leiden viele Berufstätige mittlerweile unter dem Gefühl „Ich sitze zwar am Arbeitsplatz, aber ich kriege nichts geregelt".

Vor allem am Computer, wo ein Klick schon Ablenkung ermöglicht, leiden viele Berufstätige mittlerweile unter dem Gefühl „Ich sitze zwar am Arbeitsplatz, aber ich kriege nichts geregelt. Denn ich versumpfe regelmäßig im Internet". Wenn ein Umorganisieren des Arbeitsplatzes (wie zum Beispiel feste Onlinezeiten, E-Mail-Abfragen nur dreimal am Tag oder ein PC ohne Internet) nichts nützen, stecken häufig unbewusste Blockaden dahinter, denen wir mit dem Myostatiktest auf die Spur kommen können. Wenn die Erkenntnis allein noch keine Veränderung bewirkt, lassen sich Strategien entwickeln, mit denen man Abhilfe schaffen kann.

Der Countdown läuft: Das Bibbern beim Blick auf die Uhr

Es kommt im Berufsleben häufig vor, dass jemand zu einer festgelegten Uhrzeit einen Auftritt mit einem bestimmten Programm hat.

Ob Fernsehmoderatoren, Vortragsredner oder Schauspieler – wenn der Countdown läuft, beginnt das große Nervenflattern. „Die Zeit rückt näher, gleich geht's los, wie schrecklich!" Noch eine halbe Stunde, dann eine Viertel, bald ist es fünf vor Start – und dann steigert sich die Panik im Sekundentakt. Der Blick auf die Uhr verbessert die Lage keineswegs.

Bei solchen Ängsten arbeiten wir wingwave-Coaches mit der Zeitfaktor-Intervention. Zur Ausstattung gehört eine simple Pappuhr, mit der Schulkinder die Uhrzeit lernen, auf die der Klient blickt. Der Zeitpunkt des Auftritts ist immer zur vollen Stunde. Wir stellen den Zeiger auf verschiedene Entfernungen und testen mit dem Myostatiktest: Wie reagiert der Coachee darauf, dass es noch eine halbe Stunde bis zum Auftritt dauert? Wenn er den Ring sicher halten kann, rücken wir näher ans Ziel. Es geht jedoch immer erst weiter an die Zwölf heran, wenn die Kraft ausreicht. So gelingt es, den negativen Stress beim Countdown in zuversichtliche Energie und Vorfreude auf den Auftritt zu verwandeln.

„Gleich geht's los, ich drehe durch." – Mit professioneller Hilfe kann man blockierenden Stress kurz vor einem Auftritt beim einfachen Blick auf die Uhr in zuversichtliche Vorfreude verwandeln.

Beim Selbstcoaching rücken Sie den Zeiger immer weiter vor und unterstützen das Vorgehen mit einer Selbstintervention: mit wingwave-Musik, Butterfly-Klopfen oder der Vorstellung der Uhrzeit in bunten Zahlen – wie bei der Magic-Words-Methode.

Hierbei geht es übrigens nicht immer um die Uhrzeit. Schauspieler üben das selbstsichere, zuversichtliche und entschlossene Annähern an ihren Auftritt beim wingwave-Coaching auch mit den Texten, die ihre Kollegen auf der Bühne sprechen. Denn das sind ihre Stichworte. Auch der Zeitpunkt, wenn jemand anders den eigenen Vortrag ankündigt, gehört zu den Stressmomenten, die getestet werden.

Bewerbung: Hilfe, ich muss mich präsentieren

Wer zu einem Bewerbungsgespräch geladen wird, denkt heute schnell an Castingshows im Fernsehen und fürchtet sich vor jeder Form des Ausleseverfahrens.

Für ängstliche Bewerber ist es klar: Es geht darum, sich selbst perfekt zu inszenieren. Bloß keine Fehler zu machen, das Metier der Selbstdarstellung zu beherrschen. Fachliche Qualifikationen geraten dabei leicht in den Hintergrund. „Es nützt nichts, wenn du die tollsten Sachen beherrschst, du musst dich erst einmal verkaufen können", heißt es häufig. Allein das Wissen darum macht Angst. Je höher die Hürden erscheinen, desto größer die Furcht davor. „Es steht so viel auf dem Spiel, wenn ich etwas Blödes sage" – „Vor lauter Konzentration auf meine Wirkung bin ich gar nicht mehr spontan, sondern sitze total verkrampft da", lauten typische Aussagen.

„Ich gehe doch nicht in eine Prüfung. Ein Bewerbungsgespräch ist schließlich nicht mehr als ein Kennenlernen." Manchmal hilft es, sich einfache Dinge bewusst zu machen.

In solchen Fällen hilft es, sich ein paar Dinge bewusst zu machen, um den angstauslösenden Druck loszuwerden. Furcht vor einem Bewerbungsgespräch ist nämlich bei genauerer Betrachtung sehr irrational.

Denken Sie daran: Ein Vorstellungsgespräch ist keine Prüfung. Statt zu schlottern, sollten Sie sich erst einmal selbst auf die Schulter klopfen. Wer eingeladen wird, hat die größte Hürde bereits genommen. Toll! Das Wissen „Von der fachlichen Seite ist alles perfekt, sonst säße ich nicht hier“ sollte zuversichtlich stimmen. Mit etwas Vorbereitung (zum Beispiel vorher erarbeitete Fragen stellen, statt sich ausfragen zu lassen) kann man die Assoziation zu Prüfungssituationen „herunterfahren“. Die gefürchteten Personaler sind keine Dieter-Bohlen-Imitationen, die andere heruntermachen wollen, um sich selbst zu erhöhen. Auch sie stehen unter Erfolgsdruck, haben Angst vor Fehlbesetzungen, für die sie eventuell später verantwortlich gemacht werden.

Reden vor Publikum: eine Katastrophe?

Wer kennt das nicht? Ob ein Referat in der Schule, eine Präsentation im Studium, ein Vortrag im Rahmen einer Jobkonferenz – Reden ist längst kein Chefprivileg mehr.

„Das menschliche Gehirn ist eine großartige Sache. Es funktioniert vom Moment der Geburt an – bis zum Zeitpunkt, wo du aufstehst, um eine Rede zu halten“, formulierte der amerikanische Schriftsteller Mark Twain. Kaum jemanden lässt ein Auftritt vor Publikum kalt. Die Reaktionen reichen von einer geringen, aber durchaus anregenden Aufgeregtheit über Lampenfieber bis zu extremen Ängsten, die dazu führen können, dass jemand sicherheitshalber gar nicht spricht.

Was macht das Reden vor vielen Menschen so unangenehm? Auf diese Frage antworten viele Klienten sinngemäß: Ich könnte stottern, den Faden verlieren, angegriffen werden, Lacher ernten oder von Überraschungen aus dem Konzept gebracht werden. Um die Furcht vor solchen Situationen zu reduzieren, ist es sinnvoll, sogenannte Katastrophenszenarien einmal gedanklich durchzuspielen. Denn viele Ängste bilden sich nur aufgrund von Fantasien. Indem Sie den Ernstfall vorwegnehmen, trainieren Sie ihn bereits.

Wer also Angst vor einem Versprecher hat, stellt sich die Frage: „Was passiert eigentlich, wenn ich ein Wort ausspreche?" – „Jeder hat's gehört – das Publikum könnte lachen und hinterher über mich lästern." – „Vielleicht bekomme ich nie wieder einen Auftrag." – „Wenn sich das herumspricht, bin ich beruflich erledigt", heißt es. Kein Wunder, dass ein solcher Druck negativen Stress auslöst. In einem Coaching kann man lernen, aus den Katastrophenvorstellungen einen sogenannten Erfolgsfilm zu machen, der wie ein Leistungsmotor wirkt.

In einem Coaching kann man lernen, aus den Katastrophenvorstellungen einen sogenannten Erfolgsfilm zu machen, der wie ein Leistungsmotor wirkt.

Diese Form von Ängsten tritt vor allem bei Menschen auf, die alles auf eine Karte setzen und keine Alternativen sehen – nach dem Motto „Wenn das nicht klappt, bin ich verloren". Obwohl es natürlich noch viele Alternativen gäbe. In einer Prüfung durchgefallen? „Nicht dramatisch, ich kann ja wiederholen" oder „Macht auch nichts, ich überlege ja sowieso, ob ich nicht noch etwas ganz anderes machen will." Ein lässiges „Na und? Wenn ich mich mal verspreche, korrigiere ich mich kurz, entschuldige mich mit einem Lächeln und setze mein Programm fort" ist für Menschen undenkbar, die zu Katastrophenfantasien neigen. Erstaunlicherweise entwickeln sie sofort einen Plan B, wenn sie sich erst einmal darüber bewusst geworden sind.

PARADOXE MAGIC WORDS FÜR BERUFLICHE ÄNGSTE

Wer etwas präsentieren, vor Publikum reden oder eine Diskussion durchstehen muss, wird häufig von Gedanken blockiert, die Furcht erregen.

Auch dafür gibt es spezielle „Zauberkostüme", die die Ängste reduzieren. Zum Beispiel:

- Rot werden: Stellen Sie sich diese Buchstabenfolgen in grüner Schrift, mit gelben Blümchen verziert und einem lächelnden Gesicht im „o" vor.
- Herzklopfen: Ein Flugzeug schreibt das Wort „Herzklopfen" langsam und scheinbar seelenruhig in Form von Kondensstreifen mit ein paar netten Wolken drum herum an den Himmel.
- Zittern: Statt mit Zacken und Eiszapfen wie auf einer Geisterbahn flatternd, steht der Schriftzug felsenfest, zusammengesetzt aus schweren Quadraten auf dem Boden.
- Stottern: Ein plätscherndes Bächlein bahnt sich seinen Weg und zieht dabei die Buchstaben des Wortes „Stottern" fließend in die Landschaft.
- Lampenfieber: Das ist gar nicht heiß, sondern aus Eiswürfeln zusammengesetzt.
- Schwitzen: Hier hat der Grafiker Ihr Lieblingseis in Kugelform genommen und daraus das Wort „Schwitzen" geschrieben.

Wenn Prüfungsangst zur Katastrophe wird

Wer vor einem Test steht, muss lernen. Daran führt kein Weg vorbei. Doch warum schaffen es manche Menschen und andere nicht?

Theoretisch ist es ganz einfach: Man macht sich einen festen Plan und lernt danach. Zwei Stunden am Vormittag, dann eine kleine Pause, danach geht's weiter bis zum Mittagessen, nachmittags wird erneut gelernt, und am frühen Abend beginnt dann die Freizeit. Das heißt, erst das Lernpensum absolvieren und dann entspannt etwas Schönes tun. Doch es gibt viele Leute, die schaffen genau das nicht. Sie setzen sich selbst so unter Druck, dass sie sich vor lauter Angst vorm Durchfallen oder vor schlechten Ergebnissen keine lernfreie Minute mehr gönnen und daran verzweifeln. Das kann an verborgenen Ängsten liegen. Wer sich verrückt macht, wenn ein Leistungsnachweis verlangt wird, hat häufig nicht nur Furcht vor schlechten Noten oder davor, eine Prüfung wiederholen zu müssen. Es steht für ihn mehr auf dem Spiel, weil die Lebenserfahrung das gelehrt hat, wie das Beispiel der Studentin Sandra mit extremer Prüfungsangst zeigt.

Schon seit mehreren Wochen steht die 24-jährige Studentin unter gewaltigem Druck. Angespannt und unter Tränen erklärt sie, dass sie Tag und Nacht nur noch lernt – wie unter Zwang. Freie Tage oder zumindest Stunden kennt sie nicht mehr. „Ich habe das Gefühl, ich schaffe das alles nicht. Selbst wenn ich genau das erreicht habe, was auf meinem Plan steht, kann ich mich nicht mehr zurücklehnen.“ Sandra ist nervös und so voller Angst, dass sie das Gefühl hat, „mein Herz springt mir aus der Brust“. Ihre Lage erscheint ihr aussichtslos. „Es gibt kein Entrinnen mehr. Ich muss dasitzen und lernen und lernen und lernen.“ Zum Coaching bringt Sandra ihre Lernunterlagen und Bücher mit, und der Myostatiktest zeigt deutlich: Schon beim reinen Anblick der Materialien testet sie schwach. Mit dem Einsatz der wingwave-Musik kann sie sich ein bisschen beruhigen, doch wir spüren, dass damit noch nicht alles in Ordnung ist. Warum nur hat Sandra so eine starke Angst vor einer vergleichsweise harmlosen Prüfung?

Prüfungen zu bestehen ist an sich ganz einfach: Man macht sich einen festen Plan und lernt danach.

Das nächste Treffen führt zurück in ihre Kindheit. Da stoßen wir auf eine verhängnisvolle Geschwisterbeziehung. Sandra bekam mit drei Jahren eine kleine Schwester, die viel Aufmerksamkeit brauchte, weil sie gesundheitliche Probleme hatte. Zwangsläufig kümmerten die Eltern sich mehr um das Baby als um Sandra, die offenbar nach Wegen suchte, um Mama und Papa auf sich aufmerksam zu machen, um sich nicht verlassen zu fühlen.

> Wer sich vor Prüfungen verrückt macht, befürchtet häufig Schlimmeres als durchzufallen. Es lohnt es sich, herauszufinden, was dahintersteckt.

Bald merkte sie, dass das mit außergewöhnlichen Leistungen am besten klappte. Kleine Kunststücke, Lernerfolge, später gute Schulnoten – das kam bei den Erwachsenen gut an, wurde mit Lob und Anerkennung belohnt.

Die kleine Schwester brauchte das nicht. Bis heute ist Leistung für sie nicht wichtig. „Sie ist ein richtiger Genussmensch“, sagt Sandra, „und sie kommt mit ihrer lässigen Art gut zurecht.“

Ihr Bedürfnis nach Liebe und Anerkennung war für Sandra eine Kindheit und Jugend lang nur mit Leistung zu erfüllen. Aus ihrer Sicht lautete die Konsequenz nicht nur: „Wenn ich nicht gut bin, falle ich durch“, sondern: „Wenn ich nicht gut bin, bleibe ich allein und verlassen und verliere die Liebe und Zuneigung meiner Mitmenschen.“ Durchfallen wäre also für Sandra viel schlimmer als für andere Menschen.

Unser Ziel, dass Sandra ihr Leistungsverhalten nicht mehr automatisch mit Verlassenheitsängsten verbindet, konnten wir beim dritten Treffen erreichen. Bei der Frage „Bestehe ich die Prüfung oder nicht?“ ging es nun nicht mehr um die Abwehr einer existenziellen Katastrophe, sodass Sandra mit Zuversicht weiterlernen, aber zwischendurch auch noch am Leben teilnehmen konnte.

Herausforderungen und alte Belastungen

Wenn jemand das Gefühl hat, an seinem Traumjob zu scheitern, steckt nicht immer Überforderung dahinter. Manchmal sind es Erlebnisse aus der Vergangenheit.

Viele Jahre oder sogar Jahrzehnte lief alles wie am Schnürchen. Doch mit äußeren Veränderungen treten plötzlich Probleme auf, die man bis dahin kaum kannte. Da ist es naheliegend, zu glauben, dass die Probleme eine Folge der Veränderungen sind. Das muss aber nicht sein. Viele Angstprobleme treten erstmals in Stressphasen auf: Wer sich plötzlich mit neuen herausfordernden Aufgaben beschäftigen muss, nimmt Belastungen stärker wahr. In solchen Fällen kann Angst auf Spuren in der Vergangenheit führen, wie das Beispiel von Gudrun zeigt.

Stress im Beruf – das ist etwas, was wir schnell bemerken. Jeden Tag ist ein Pensum zu bewältigen, und wenn das nicht mehr klappt, ist die Not groß. „Ich bin meiner neuen Arbeit wohl nicht gewachsen“, klagt Gudrun, Geschäftsführerin in einem Pflegeheim und damit „eigentlich in meinem Traumjob“, wie sie selbst sagt. Offensichtlich ein typischer Fall von Überforderung. Unser Ziel ist es erst einmal, ihr ein wenig Erholung zu verschaffen, damit sie ihre beruflichen Entscheidungen in Ruhe überdenken kann. Doch in der Sitzung stellt sich schnell heraus: Sie ist ihrem Traumjob gut gewachsen. Ob Mitarbeiter, Bewohner, die Angehörigen der Bewohner, das Finanzmanagement – im Arbeitsalltagscheck fällt nichts auf, bei dem sie die Kräfte verlassen.

Wenn jemand das Gefühl hat, an seinem Traumjob zu scheitern, steckt nicht immer Überforderung dahinter. Manchmal sind es Erlebnisse aus der Vergangenheit.

Also gehen wir weiter. Liegt das Problem vielleicht am Weg zur Arbeit? Als Gudrun in Gedanken auf das Gebäude zukommt und einen Blick von außen darauf wirft, verlieren ihre Finger an Kraft. Ihr fällt ein, dass die Fassaden gerade renoviert werden, dass die Mitarbeiter gelegentlich unter Baulärm leiden. „Doch warum sollte mir das so viel ausmachen, dass ich meine Arbeit kaum noch schaffe?“, fragt sie sich.

Ein Ereignis aus der Kindheit kann der Auslöser für Ängste sein.

Wir finden heraus, dass sie in ihrer Kindheit schon einmal unter Baustellen gelitten hat. Gudrun war neun, als ihre Eltern ein Haus bauten. Das Geld war knapp. Vater und Mutter schufteten viel nach Feierabend. Monatelang waren die beiden regelmäßig völlig erschöpft. Zum ersten Mal sah Gudrun ihre Mutter weinen. „Wir lebten in ständiger Katastrophenstimmung und hatten große Angst, dass etwas schiefgeht.“

Uns gelang es, Gudruns Angst zu regulieren. Sie konnte wieder mit guten Gefühlen zur Arbeit gehen und sogar den Anblick der Baugerüste verkraften. Sie sagte die nächsten Sitzungen ab, weil sie keine weitere Hilfe mehr brauchte. Alles lief zuverlässig, bis sie ein halbes Jahr später erneut unter Zweifeln an ihren Fähigkeiten litt und wieder fürchtete, dass das mit ihrem neuen Führungsjob etwas zu tun haben könnte.

Erneut stießen wir auf ein lange zurückliegendes Erlebnis, das Gudrun eingeholt hatte. Sie hatte sich mit ehemaligen Kolleginnen aus der Ausbildung getroffen und mit ihnen einen scheinbar netten Abend verbracht. Hinterher erfuhr sie, dass zwei Frauen über sie gelästert hatten. Schon vor 30 Jahren hatte sie während der Ausbildung Ähnliches erlebt und darunter gelitten. Eine Mädchenclique schloss sie seinerzeit aus, kicherte über sie, ohne dass Gudrun wusste, was sie falsch gemacht hatte. Auch diesmal gelang es, Gudrun zu beruhigen, sodass sie schon am nächsten Tag wieder arbeitsfähig war.

Als sie ein Jahr später zum dritten Mal kam, verlief unser Coaching ähnlich. Weihnachten stand vor der Tür. Es war viel zu tun, und Gudrun glaubte auch diesmal, dass es ihr Job war, der sie so fertig machte, dass sie das Gefühl hatte „Jetzt geht nichts mehr." Über das Schlüsselwort „Weihnachten" stießen wir auf einen Heiligabend vor 20 Jahren, an dem ihre Beziehung in die Brüche ging. „Ich war krank vor Liebeskummer", berichtete sie. Die schmerzlichen Erinnerungen kamen im Zuge der Weihnachtsvorbereitungen in Kombination mit den Herausforderungen des Führungsjobs wieder hoch. Wieder konnte Gudrun ihre Angst bewältigen, mit neuer Energie ins Arbeitsleben zurückkehren und ihren Traumjob ausüben.

Auch Kinder haben Angst

Kinder sollten schon früh ermutigt werden, etwas zu wagen und die eigene Angst zu besiegen. Im Familienalltag lässt sich das ganz nebenbei trainieren.

Ob Sie selbst auf Ihre Kindheit zurückblicken, um Ursachen für Ihre Ängste zu finden, oder ob es Ihnen darum geht, Ihren eigenen Töchtern und Söhnen übertriebene Ängstlichkeit zu ersparen – Sie sollten in jeden Fall wissen: Angst ist auch eine Erziehungsfrage. Übervorsichtige Eltern verursachen bei ihren Kindern unnötige Hemmungen. „Lass das besser, sonst verletzt du dich" oder „Hör auf damit, das ist für dich zu gefährlich, es könnte etwas passieren". Solche Sätze sagen Eltern meist zu oft. Stattdessen sollten Kinder immer ermutigt werden, etwas zu wagen und gegen die eigene Furcht anzugehen – nicht zu waghalsig, sondern nach sorgfältiger Risikoabwägung. Denn wenn sie von allen Herausforderungen ferngehalten werden, lernen sie nicht, Ängste durchzustehen – und das macht ängstlich fürs Leben. Wichtig sind daher Sätze wie „Das kannst du!" oder „Das schaffst du ganz bestimmt!".

Natürlich darf kein Kind grausamen Ängsten ausgesetzt werden, damit es „abgehärtet" wird. Das macht alles noch schlimmer. Hält die Angst nämlich zu lange an, ohne dass es zu einem erlösenden, glücklichen Ausgang kommt, gräbt sich das wie eine Spur ins Gedächtnis ein. Wenn Kinder zum Beispiel zu früh abends allein gelassen werden und sich stundenlang mit Furcht einflößenden Gedanken quälen müssen, machen sie durchgehend negative Erfahrungen.

Kinder sollten schon früh ermutigt werden, etwas zu wagen und die eigene Angst zu besiegen.

Vorsicht ist auch bei Mobbing in der Schule geboten: Läuft so eine Ausgrenzung länger als drei Monate und ist dann immer noch keine Lösung erreicht, sollte man eher über einen Schulwechsel nachdenken, als zu sagen: „Mein Kind muss da durch." Sonst denken die Kinder später auch als Erwachsene, dass sie nichts ändern dürfen, wenn sie schlecht behandelt werden.

Während die meisten Erwachsenen übrigens ganz gerne mal allein sind, können kleine Kinder dem nichts abgewinnen. Frei von Verpflichtungen, nicht reden müssen, nichts tun müssen, weil andere es von einem erwarten – was für große Leute eine angenehme Erholung sein kann, ist für die Kleinen bedrohlich. Für sie stehen geradezu lebenswichtige Dinge auf dem Spiel, wenn sie das Gefühl haben: „Jetzt kann mich niemand beschützen." Die Angst vorm Alleinsein ist für Kinder eine Urangst. Schließlich wären sie in der Steinzeit verloren gewesen, wenn sie sich zu weit von ihren Familien entfernt hätten. Also wurden sie mit einem Instinkt ausgestattet, der Nähe sicherte. Das hat sich bis heute durchgesetzt, auch wenn die Gefahren der Wildnis nicht mehr bestehen.

Um echte oder vermeintliche Gefahren des Alleinseins einschätzen zu können, benötigen Kinder ein Zeitgefühl. Und das entwickelt sich erst mit den Jahren. Wenn Eltern versprechen: „Wir sind in zehn Minuten zurück", kann das für ein vierjähriges Kind eine Unendlichkeit sein. Erst wenn sie größer werden und oft genug bemerkt haben, dass Mama und Papa wiederkommen und ihren Sprössling niemals allein zurücklassen würden, wird die Bedrohung überschaubar und weniger dramatisch.

Auch die Angst vorm Alleineinschlafen im dunklen Zimmer gehört in diese Kategorie. Hier können schon Kleinigkeiten helfen: Die Eltern bringen ihr Kind ins Bett, stimmen es mit Ritualen auf die Nacht ein, lassen eventuell ein kleines Nachtlicht an oder die Tür offen, damit das Kind nicht das Gefühl hat, dass niemand da ist oder dass es im Dunkeln „verloren" ist. Manche Kinder hören auch gerne noch Musik oder schlafen ein, während sie einem beruhigenden Hörspiel lauschen. All das dient zur Angstreduzierung. Statt zu schimpfen oder zu fordern: „Jetzt reiß dich endlich mal zusammen", gilt auch beim Einschlafen: Das Kind sollte immer für seinen Mut belohnt werden und am Ende stolz auf kleine Heldentaten sein.

> Furcht vorm Alleinsein ist für Kinder eine Urangst. Bis heute ist dieser Instinkt erhalten geblieben. Kein Wunder, dass kleine Kinder ungern allein im dunklen Zimmer einschlafen.

Sozialphobien, also die Angst vor dem Umgang mit anderen Menschen, werden häufig schon im Kindesalter gelegt. Wenn Mütter und Väter viel mit Argumenten wie „Was sollen denn die Nachbarn denken" erziehen, leben sie ihrem Kind vor: Die Meinung der anderen ist wichtiger als unsere. Selbstverständlich ist es gut, wenn Kinder Fingerspitzengefühl entwickeln und Rücksicht auf andere nehmen, sie dürfen jedoch nicht nur vom Urteil anderer abhängig sein, sondern sollten lernen, den eigenen Gedanken und Gefühlen zu vertrauen.

Angstimpfungen für Kinder

Erfahrungen, die stark machen, müssen immer glücklich enden. Unternehmen Sie mit Ihren Kindern Dinge, die Mut machen. Dazu gehören zum Beispiel:

- Altersgerechte Vergnügungstouren im Freizeitpark wie Achterbahnfahren, im Kettenkarussell vom Boden abheben, sich in der Geisterbahn absichtlich erschrecken lassen, sicher angeschnallt im Schlauchboot durch eine Stromschnelle sausen – diese Form von Nervenkitzel macht Spaß und beweist: Mir passiert nichts.
- Sportarten, bei denen man etwas wagen, selbst das Risiko einschätzen und auf die eigene Kraft vertrauen kann. Klettern oder Turnen gehören dazu.
- Verstecken spielen ist der Klassiker unter den ersten Ein-bisschen-gruseln-macht-Spaß-Spielen. Schon Kleinkinder wollen es oft immer wieder erleben, genießen die Nervenanspannung beim kurzen „Ich bin nicht mehr da" genauso wie das Glück, von Erwachsenen gefunden und umarmt zu werden.
- Ob vom Klettergerüst in Mamas Arme oder vom Beckenrand ins Wasser, wo Papa das Kind auffängt – Sprünge mit sicherer Landung nehmen die Angst.

Solange sie klein sind, haben Kinder naturgemäß in vielerlei Hinsicht mehr Ängste als Erwachsene. Ihnen fehlt auf zahlreichen Gebieten die Erfahrung. Da müssen die Eltern helfend, erklärend oder beruhigend eingreifen. Natürlich wachsen sich viele Kinderängste von selbst aus, wenn die Kleinen größer und reifer werden. Trotzdem reicht es nicht, einfach darauf zu warten. Wer seinem Kind unnötige Ängste ersparen will, beachtet ein paar Grundregeln:

Sprechen Sie mit Ihrem Kind über Gefühle – auch über Ängste. Erklären Sie ihm, dass es gut ist, wenn man sich vor Gefahren fürchtet. Denn sonst könnten ja schlimme Dinge passieren. Für Kinder sollte es genauso selbstverständlich sein wie für Erwachsene, dass sie Angst haben dürfen.

Wer seinem Kind unnötige Ängste ersparen will, sollte ein paar Grundregeln beachten.

Diese ganz normale Emotion gehört nun mal zum Leben. Versuchen Sie nicht, Ihrem Kind seine Ängste einfach auszureden, es deshalb lächerlich zu machen oder seine Furcht nicht ernst zu nehmen. Reden Sie vor allem auch viel über positive Gefühle: Mut, Begeisterung, Entschlossenheit, Zuversicht. „Was hat dir heute Spaß gemacht?“ – „Was wollen wir morgen mal ausprobieren?“

Mit der Kraft der Fantasie

Ob vor Menschen, die sie nicht kennen, Veränderungen, Gespenstern, Ungeheuern oder großen Hunden – für Kinder können solche Dinge gleichermaßen bedrohlich sein. Ob das „Unheimliche“ real ist oder nur auf Fantasien beruht, spielt dabei keine Rolle. Auf den Arm nehmen, beruhigende Worte, Kuscheln, Trost („Das kann ich verstehen, ich hatte auch früher Angst vor Monstern“) oder da sein, wenn das Kind ängstlich ruft – instinktiv reagieren die meisten Eltern richtig, wenn sie merken, dass ihre Tochter oder ihr Sohn furchtsam oder unsicher wird. Außerdem schaffen Rituale wie abendliches Vorlesen und ein Gutenachtlied Vertrauen. Helfen Sie Ihrem Kind auf die Sprünge, wenn es darum geht, sich mit der Kraft der Fantasie Mut zu machen („Wenn wir gesungen haben, traut sich kein Gespenst ans Fenster“ oder „Wenn dein Teddy bei dir ist, kommt kein Monster“).

Auch erfundene Geschöpfe wie imaginäre Freunde sind gute Mutmacher. Setzen Sie negativen Erlebnissen positive entgegen, indem Sie Ihrem Nachwuchs zum Beispiel erlauben, bei Gewitter, vor dem sich viele Kinder fürchten, eine Extrarunde Kuscheln einzulegen.

Lassen Sie Ihr Kind viel malen. Denn das ist ein kindgerechter Weg, um Gefühle auszudrücken, die kleine Leute noch nicht in Worte fassen können oder wollen. Über Bilder kann man gut mit ihnen ins Gespräch kommen.

> Über Gefühle sprechen, Rituale pflegen, Kreativität fördern und Kinder gute Erfahrungen machen lassen – Eltern können viel tun, um ihrem Nachwuchs bei der Bewältigung von Ängsten zu helfen.

Ermuntern Sie Ihre Sprösslinge zu Rollenspielen. Denn auch dabei bringen Kinder Gefühle zum Ausdruck, die sie beschäftigen. In Dialogen zwischen Plüscheisbären und Kuschelhasen verarbeiten sie Erlebnisse, durchleben probeweise Szenen, vor denen sie sich vielleicht fürchten, und nehmen sich damit selbst die Angst davor. Das funktioniert ähnlich wie bei Erwachsenen, die sich für spezielle Herausforderungen coachen lassen und währenddessen gedanklich durchgehen, wie sie sich welchen Herausforderungen stellen – nur tun die Kinder es unbewusst von ganz alleine.

Es war einmal …

Auch das Märchenlesen hat eine befreiende Wirkung – vorausgesetzt, dass das Märchen gut ausgeht. Kinder haben ein feines Gefühl für wohltuende Emotionen und verlangen deshalb – häufig zum

Erstaunen der Eltern – immer wieder die gleichen Geschichten, auch wenn sie die bereits gut kennen. Wenn sie einem alten Märchen lauschen, sind sie gebannt bis in die Zehenspitzen und fordern am Ende der Geschichte sofort: „Noch mal."

Manchmal lehnen Eltern das Märchenlesen deshalb ab. „Das ist viel zu aufregend für dich" oder „Solche Grausamkeiten möchten wir dir ersparen", heißt es häufig. In der Tat sind Geschichten wie die der Brüder Grimm angsteinflößend. Trotzdem haben sie einen positiven Einfluss auf Kinder. Sie können das schöne Gefühl des Angstbesiegens nämlich gar nicht oft genug erfahren. Die Psyche wird durch die Struktur der Märchen darauf trainiert, nach einem Anstieg des Grunderregungsniveaus wieder Entspannung zu suchen („Und sie lebten glücklich und zufrieden bis an ihr Lebensende"). Auch Geschichten aus der Perspektive eines Kindes, in denen das Kind am Ende der Sieger ist, eignen sich als Angstprophylaxe und als Hoffnungstraining.

Die Psyche wird durch die Struktur der Märchen darauf trainiert, nach einem Anstieg des Grunderregungsniveaus wieder Entspannung zu suchen.

Gegenerfahrungen

Wenn ein Kind schon einmal Erfahrungen gemacht hat, aufgrund derer es unnötige Ängste aufgebaut hat, lassen sich Gegenerfahrungen inszenieren.

Wenn zum Beispiel ein großer Hund ein kleines Kind ungestüm umgeworfen hat, können die Eltern Kontakt zu einem freundlichen, ruhigen Hund organisieren, sodass das Kind beim Streicheln merkt: „Ich muss keine Angst haben, wenn ich den Hund kenne." Einem fremden Hund mit „gesunder" Vorsicht zu begegnen, sollte dabei aber trotzdem selbstverständlich bleiben.

Erlebt ein Kind, dass es Angstsituationen nicht hilflos ausgeliefert ist, sondern selbst – oder mit Unterstützung von Erwachsenen – etwas tun kann, damit es ihm besser geht, ist schon viel gewonnen.

Wenn Sie Eltern sind und selbst unter Ängsten leiden, vergessen Sie nicht, dass Ihre Kinder Sie als Vorbild nehmen. Mädchen und Jungen unter zwei Jahren haben z. B. von alleine keine Angst vor Spinnen oder Schlangen. Beobachten sie aber, wie ihre sonst immer so stark wirkende Mutter beim Anblick dieser Tierchen kreischt, sind sie sicher: Wenn die einen Erwachsenen in Panik versetzen, müssen sie ja für Kinder noch viel gefährlicher sein.

Außerdem helfen neben den großen Vorbildern auch eigene Kraftquellen, die man immer dabeihaben kann: Ein schöner glatter Stein als Glücksbringer in der Hosentasche, ein Püppchen als persönlicher Schutzengel, das Kuscheltier im Gepäck, ein Foto von Mama und Papa – kleine Anker dieser Art machen Kindern Mut, wenn sie sich neuen Herausforderungen stellen.

Keine Problemgespräche beim Familienessen

Bei Tisch werden keine Probleme gewälzt – diese Regel für gemeinsame Mahlzeiten zählt zu den Klassikern in der Kindererziehung. Damit die Kleinen gerne zum Essen kommen, sich gesund ernähren und feste Rituale der Gemeinsamkeit haben, soll die Atmosphäre am Tisch grundsätzlich mit positiven Emotionen aufgeladen werden. Der Hippocampus im Gehirn reagiert auf Orte und assoziiert mit der Familienmahlzeit automatisch Angstgefühle, wenn beim gemeinsamen Am-Tisch-Sitzen vor allem Probleme gewälzt werden. Das kann sogar der Einstieg in eine Lebensmittelunverträglichkeit werden. Positive Gefühle in Verbindung mit gesundem Essen bewirken hingegen, dass die Kinder zukünftig gesunde Lebensmittel – wie beispielsweise Gemüse – besonders gern essen werden.

Angst neu programmieren

Es gibt viele Sätze, die in fast jeder Lebenssituation bedrohlich wirken. Wenn Sie die analysieren, verwandeln sie sich zum Guten.

Ein Riesenstapel unerledigte Arbeit. Eine Prüfung zu einem komplexen und schwierigen Thema. Das Zusammenkommen von Leuten, die erfahrungsgemäß höchstwahrscheinlich streiten werden. Ein Gespräch, das mit Vorwürfen einhergehen wird. Ein Vorsatz oder eine Idee, die wahrscheinlich auf Ablehnung stößt – auch solche Ängste lassen sich mithilfe eines Gedankentagebuchs, wie Sie es bereits kennengelernt haben, reduzieren.

> Es gibt viele Sätze, die in fast jeder Lebenssituation bedrohlich wirken. Wenn Sie diese analysieren, verwandeln sie sich zum Guten.

Sie wissen jetzt, welche Ereignisse oder Sätze Ihre Furcht hervorrufen, halten oder sogar noch wachsen lassen. Schreiben Sie diese Worte aus dem Tagebuch ab auf eine Extraliste und analysieren Sie sie Punkt für Punkt nach folgendem theoretischem Schema:

ÜBUNG: WIE PROGRAMMIERE ICH ANGSTGEDANKEN UM?

- Was ist passiert?
- Welche Gedanken löste das automatisch in mir aus?
- Welche negativen Konsequenzen habe ich daraus geschlossen?
- Wie würde ich die Situation beurteilen?
- Welche rationalen Gedanken sind besser als meine automatischen Ängste?
- Welche positiven Konsequenzen schließe ich daraus?

Praktisch umgesetzt sähe das zum Beispiel so aus:

- Was ist passiert?
  Sie kommen morgens ins Büro. Ihr Schreibtisch ist wieder einmal voll. Der Postkorb quillt über. 20 unbeantwortete E-Mails springen Ihnen vom Bildschirm entgegen. Ein Kollege hat sich krankgemeldet. Zwei Telefone klingeln gleichzeitig.
- Welche negativen Konsequenzen habe ich daraus geschlossen?
  Sie haben das Gefühl: Ach, du Schreck. Mir wird schlecht. Ich weiß gar nicht, wo ich anfangen soll. Bringt doch alles nichts. Das schaffe ich nie!
- Wie beurteile ich die Situation?
  Ganz ehrlich. Ich habe mit meinem eigenen Job schon so viel zu tun. Jetzt auch noch die Arbeit des Kollegen zu übernehmen, das geht einfach nicht.
- Welche rationalen Gedanken sind jetzt besser als meine automatischen Ängste?

Ich teile meine Aufgaben erst einmal in Etappen ein, die zu schaffen sind. Arbeite zum Beispiel bis zur Pause die E-Mails ab und nehme mir danach die Post vor. Den Job des Kollegen mache ich heute Nachmittag, wenn ich noch genug Zeit habe. Wenn nicht, werde ich andere um Hilfe fragen. Das alles sagen Sie sich innerlich mit einer ruhigen, neutralen Stimme.

Fangen Sie ruhig an, auch andere automatische Reaktionen zu hinterfragen, die Sie von sich selbst kennen, wenn unangenehme, furchterregende Gedanken aufkommen: Muss ich das Ganze wirklich so sehen? Könnte ich es nicht aus einer ganz anderen Perspektive anders betrachten?

Automatische Reaktionen beruhen meist auf langjähriger Erfahrung oder auf Gewohnheiten. Leider werden diese selten hinterfragt. Wenn Sie etwas ändern möchten, überlegen Sie: Gibt es vielleicht auch andere Sichtweisen?

Beginnen Sie eine Diskussion mit sich selbst: Sind meine blockierenden Glaubenssätze überhaupt angemessen? Was würden Sie sich selbst antworten, wenn Sie ein rationaler Mensch wären, der Ihr Verhalten sachlich kommentiert?

Hier müssen Sie eine Balance finden zwischen „sachlich richtig einschätzen“ und „irrational untertreiben“, um die Angst loszuwerden. Denn es ist keine gute Lösung, sich mit Augenwischerei einfach etwas schönzureden.

Nehmen Sie beispielsweise den Satz: „Das schaffe ich nie.“ Stimmt das so ausschließlich? Könnten Sie ein paar Sachen doch schaffen? Haben Sie in der Vergangenheit nicht auch schon mal mehr „gewuppt“, als sie dachten? Dann machen Sie vielleicht eine Überstunde und bummeln sie nächste Woche wieder ab, wenn alle wieder da sind.

Sachlich darauf reagieren

Ein weiteres Beispiel: Ein Mann bekommt eine Mahnung, die so formuliert ist, dass sie ihm richtig Angst macht. Er verfällt sofort in schlechte Laune, fühlt sich persönlich angegriffen, hat keine Lust mehr, das zu tun, was er sich eigentlich vorgenommen hatte, und bleibt wie gelähmt unzufrieden zu Hause. Jetzt wäre ein sachlicher Gedanke angemessen („Das ist doch nur ein Stück Papier, das lässt mich gefühlsmäßig kalt. Ich bleibe ganz ruhig, lege das Schreiben in die Schublade, wo ich es nicht dauernd sehe, und erledige das morgen"). Gefährlich – und damit nicht hilfreich – wäre eine Untertreibung wie zum Beispiel: „Papier? Gehört in den Papierkorb. Ich werfe das blöde Ding weg – und habe meine Ruhe."

GLÜCK UND FREUDE – STÄRKER ALS ANGST

Echte Begeisterung und beflügelnde Emotionen treten nicht schicksalhaft nach dem Zufallsprinzip auf. Jeder kann lernen, die eigenen Gefühle bewusst zu managen.

Nicht Eintönigkeit, sondern erst das Wechselspiel zwischen Tiefs und Hochs macht den Alltag interessant. Als Kraftquellen für besondere Anlässe lassen sich positive Emotionen gezielt einweben.

„Ich könnte die ganze Welt umarmen!"

Bedenken Sie: Freude ist die stärkste Motivation überhaupt. Erfolgserlebnisse, das Glück, etwas geschafft zu haben, der innere Jubel, der zuversichtlich stimmt – die Fähigkeit zu solchen Gefühlen ist in unserem Nervensystem fest verankert. Der Körper schickt Botenstoffe aus, die uns regelrecht belohnen – mit Zufriedenheit, Zuversicht und guter Laune. „Ich könnte die ganze Welt umarmen", heißt es dann. Natürlich ist dieser Zustand nie von Dauer.

Kein Mensch kann rund um die Uhr strahlen. Angst, Frust, Probleme, Stress oder Unzufriedenheit gehören genauso zum Leben wie Glück und Freude. Bedenken Sie: Wenn Sie auch negativen Gefühlen gegenüber aufmerksam bleiben und sie als solche akzeptieren, wird Ihr Leben ausgeglichener und angstfreier.

Zu viel Glück macht übermütig, leichtsinnig und verhindert, dass man sich tiefer gehend mit Problemen beschäftigt. Erst das Wechselspiel zwischen Hochs und Tiefs und das flexible Anpassen an die lebendige Schwingung unserer Stimmungen führt zu einer gesunden emotionalen Wohlfühlgrundlage.

Emotionen kommen nicht von außen zu uns – wie etwa das Wetter. Es sind nur die Ereignisse, welche unsere Wahrnehmung erreichen. Die Gefühle, die auf die Ereignisse reagieren, entstehen in uns selbst. Außerdem sprechen unsere Sinne nicht nur auf äußere Erlebnisse, sondern auch auf unsere inneren Vorstellungen an: innere Bilder, Töne und Gefühle bringen ebenfalls die Emotionen zum Schwingen. Dieses von innen heraus wirksame Prinzip nennt die Psychologie „selbst generierte Emotionen". Wir Menschen können demnach positive Emotionen bewusst aktivieren – und damit Angstgefühle reduzieren. Wenn jemand dringend eine Kraftquelle braucht – zum Beispiel vor beruflichen Herausforderungen wie Auftritten, beim Erarbeiten und Wiedergeben von Informationen oder vor dem oft Furcht einflößenden Vorgang „Ich muss eine Entscheidung treffen" –, lässt sie sich diese positive Emotionsquelle passgenau in die bevorstehende Situation einarbeiten.

Erst das Wechselspiel zwischen Hochs und Tiefs und das flexible Anpassen an die lebendige Schwingung unserer Stimmungen führt zu einer gesunden emotionalen Wohlfühlgrundlage.

Beflügelnde emotionale Zustände sind zum Beispiel:

- Freude, Spaß und Lust – wer die empfindet, macht sich mit spielerischer Leichtigkeit ans Werk.

Häufig geht das mit Spaß an Bewegung einher („Ich muss meiner Freude Luft machen"). Kinder folgen bei großem innerem Jubel noch diesem natürlichen Instinkt, indem sie hüpfen oder klatschen.

Menschen beschreiben Freude auch mit körperlichen Reaktionen. „Das prickelt oder kribbelt in den Armen, Schultern und Beinen." Neue Forschungen im Bereich der Sportwissenschaft zeigen, dass Menschen bei der Emotion „Freude" im Vergleich mit allen anderen Emotionen die meiste Kraft in den Händen haben, am höchsten springen, am schnellsten laufen und die beste Ausdauer – beispielsweise beim Langlauf – entwickeln.

Freude, Spaß und Lust – wer diese empfindet, macht sich mit spielerischer Leichtigkeit ans Werk.

Neben der Freude gibt es ebenso intensiv wirkende, kraftspendende Emotionen, wie z. B.:

Leidenschaft: Sie kommt nicht so locker daher, hat aber eine stark motivierende und dynamisierende Wirkung. Wer sie erlebt, spürt das im Magen und im Bauch – wie beim Verliebtsein in einen Menschen. Brennende Leidenschaft kann man auch für ein Hobby, künstlerische Tätigkeiten und – idealerweise – für einen Beruf empfinden. Auch wenn es für Menschen mit Auftrittsängsten schwer vorstellbar ist: Es gibt auch leidenschaftliche Redner.

Liebe verleiht Flügel: Das kennen Sie. Die damit einhergehenden Emotionen wirken aber leichter als die Leidenschaft und hinterlassen sanfte Gefühle, die Klienten im Brustkorb und Bauchbereich ansiedeln. Liebe öffnet die Sinne für Genuss und Entspannung.

Geduld: Geduldig zu sein ist eine Kunst, die sich gut mit einer Zielvorstellung vereinbaren und gezielt einsetzen lässt. Man kann innerlich ruhig Kräfte sparen und gelassen auf etwas hinarbeiten. Der Körper bleibt entspannt, weil es noch nicht notwendig ist, auf irgendetwas spontan zu reagieren – man kann gut aus- und durchhalten.

Durchsetzungskraft: „Ich bin stark. Wenn es drauf ankommt, räume ich alle Hindernisse aus dem Weg." Dieses Gefühl wirkt stark und gleichmäßig und auch beständiger als Liebe oder Leidenschaft. Es ist eine Power-Emotion, die durch Krisen hindurchtragen kann. „Ich könnte Bäume ausreißen", lautet die typische Aussage dazu.

Stolz und Selbstwertgefühl: Erhobenen Hauptes durchs Leben gehen. Mit geschwellter Brust auftreten. Kopf hoch, Schultern zurück, der Blick geht geradeaus. Begriffe wie Ehre, Würde, Selbstsicherheit machen sich als Gefühle im Brustbereich bemerkbar. Dieser Zustand verleiht Kraft, ist aber weniger dynamisch. Hier fehlt der Genussmoment, die Zeit, die ein Mensch sich nimmt, um innezuhalten und zu genießen, was er verdient hat.

Tief empfundene positive Emotionen sind eine große Kraftquelle.

Freiheitsgefühle: Nichts steht mehr im Weg. Alle Tore sind geöffnet. Für mich gibt es keine Grenzen mehr. Positiv verstärkend nehmen Menschen ihre Born-to-be-wild-Gefühle im erhobenen Kopf, im Brustkorb, beim Atmen und in den Armen wahr.

Geborgenheit und Vertrauen: Was Kindern unendlich guttut, macht auch Erwachsenen Mut. Das kuschelige Gefühl des Aufgehobenseins bereitet ein ganzheitliches Wohlgefühl vom Scheitel bis zur Fußsohle. Wie ein Schutzmantel hüllt es sich um einen Menschen und fördert das Bedürfnis, sich zurückzulehnen, sich fallen zu lassen und diesen Zustand einfach zu genießen. Ein zuversichtliches „Wird schon" beschreibt das Grundgefühl. Dynamik und der Wunsch, nach vorne zu kommen, stehen dabei allerdings im Hintergrund.

Zufriedenheit und innere Ruhe: „In mir ist alles gelassen. Dieses Gefühl fließt durch meinen ganzen Körper", so beschreiben Klienten das Glück der Gelassenheit. Versöhnung mit anderen Menschen, bestimmten Erlebnissen und auch mit Dingen, die vielleicht noch nicht perfekt zu Ende gebracht wurden, bilden die Grundlage, auf der diese Emotionen gedeihen können. Um ein erreichtes Ziel zu feiern oder das nächste mit Power anzuvisieren, eignen sich Gelassenheitsgefühle weniger.

Aufmerksamkeit und Reaktionsbereitschaft: Nicht überspannt, aber gut angespannt. Trotz Konzentration auf ein Ziel den Überblick nicht verlieren – im Zustand der Wachsamkeit lässt sich auf Veränderungen blitzschnell reagieren. Die Sinne sind nach allen Seiten hin offen. Es kann einem nichts „durchrutschen". Aufmerksamkeit und Wachsamkeit sind zwar keine klassischen Emotionen, aber Gefühlszustände, die Einfluss auf die eigene Sicherheit haben.

Positive Gefühle freisetzen: Ich coache mich selbst

Warten Sie nicht ab, was eine Situation mit Ihnen macht, sondern machen Sie etwas aus der Situation.

Ob Sie ängstlich oder zuversichtlich an eine Aufgabe herangehen – das haben Sie selbst in der Hand, indem Sie Ihre Gefühle proaktiv managen und Kraftquellen bewusst aktivieren. Vor allem, wenn es um zwischenmenschliche Kommunikation geht, können Sie andere schon in den ersten Sekunden einer Begegnung durch Ihre positive persönliche Ausstrahlung für sich gewinnen. Entscheiden Sie, in welcher Verfassung Sie gerne auftreten würden, und „programmieren" Sie sich selbst dafür, sodass Sie Ihre positive Grundverfassung nur noch in sich auslösen müssen, wenn es darauf ankommt. Die folgende Übung hilft dabei. Bevor Sie damit beginnen, sollten Sie sich eine unauffällige Bewegung überlegen, die Ihnen später als Ressource dient. Sie können zum Beispiel mit dem kleinen Finger oder einem großen Zeh wackeln. Los geht's:

ÜBUNG: DIE POSITIVE GRUNDHALTUNG STÄRKEN

1. Denken Sie an eine bevorstehende angstmachende Situation, in der Sie erfolgreich sein möchten, und machen Sie sich selbst klar, was genau Sie befürchten.
2. Stellen Sie sich Fragen wie: „Welche Fähigkeiten wünsche ich mir? In welcher Verfassung möchte ich gerne sein, um den Stress bewältigen zu können?"
3. Denken Sie nun an eine vergangene Situation, in der Sie genau die Ressourcen hatten, die Sie sich für die zukünftige Situation wünschen: Gelassenheit, Begeisterung, Mut, Wachsamkeit, Reaktionsschnelligkeit, Humor, Distanz oder Ähnliches. Dabei ist es völlig egal, in welcher konkreten Situation das war. Entscheidend ist nicht, was Sie gemacht haben, sondern wie Sie die Situation gemeistert oder erlebt haben.

4. Suchen Sie den besten Moment heraus, den Sie ab jetzt fokussieren.
5. Bestimmten Sie einen positiven Ich-Satz, der Ihre Wahrnehmung von sich selbst auch heute treffend beschreibt: „Ich bin gelassen, zuversichtlich etc."
6. Benennen Sie die Emotion, die den Gesamtzustand beschreibt: zum Beispiel Freude, Zufriedenheit oder Begeisterung.
7. Ordnen Sie dieser positiven Gesamtbefindlichkeit einen Wert zwischen null und plus zehn zu.
8. Machen Sie den Body-Scan, um das positive Körperecho auf die angenehme Erinnerung hin zu fokussieren.
9. Versuchen Sie, das Wohlgefühl gedanklich zu steigern, bis es nicht mehr zu steigern ist.
10. Spüren Sie das gute Gefühl, denken Sie an den positiven Ich-Satz und wackeln Sie zum Verankern mit dem kleinen Finger oder dem großen Zeh, der damit zu Ihrem persönlichen „Erfolgsschalter" wird.
11. Denken Sie an die zukünftige Situation und benutzen Sie dabei Ihren Erfolgsschalter. Auf diese Weise hat Ihr Unbewusstes jetzt schon das zukünftige Ereignis mit einer inneren Kraftquelle in Verbindung gebracht.
12. Verankern Sie das positive Erlebnis, indem Sie Ihre Augen schnell hin- und herbewegen. Wackeln Sie dabei weiterhin mit dem Erfolgsschalter.
13. In der Situation „live" setzen Sie dann gezielt Ihren Erfolgsschalter ein.

Wenn Sie allein mit dieser Übung nicht weiterkommen, lassen Sie sich von einem Coach beraten. Der wird Sie dabei begleiten.

Irrtümer und falsche Deutungen

Herzversagen, in Ohnmacht fallen oder verrückt werden – auch wenn es sich so anfühlt, kann Angst das glücklicherweise nicht bewirken.

Ein paar Dinge sollten Sie wissen, wenn Sie von Angst heimgesucht werden. Rufen Sie sich diese rechtzeitig ins Gedächtnis – dann geht es Ihnen gleich ein bisschen besser. Das ursprünglich so gut organisierte Notprogramm des Körpers ist in vielerlei Hinsicht nicht für die moderne Zivilisation gemacht. Deshalb deuten wir physische Reaktionen häufig falsch. Wir bringen sie mit Dingen in Zusammenhang, die eigentlich nicht zusammengehören. Wir schließen aus Schmerzen falsche Schlüsse oder merken uns Verbindungen, die auf Verwechslungen basieren.

So kann es zum Beispiel leicht passieren, dass jemand Beklemmungen im Brustkorb spürt. Tatsächlich ist es aber nur eine Verspannung der Muskulatur, die durch schnelles Atmen entstanden ist.

Wer sitzend so fix atmet, als würde er laufen, wird spätestens nach zwei Minuten feststellen, dass das eigene Herz „rast“. Damit liegt er nicht falsch: Der Körper schließt aus dem Herzklopfen, dass er das Blut jetzt für eine Flucht umpumpen muss. Der Mensch glaubt voller Panik: „Mein Herz versagt. Ich werde sterben.“ Dabei ist ihm gar nichts Gefährliches passiert. Er hat nur eine ganz natürliche Reaktion als Zeichen von Krankheit fehlinterpretiert.

Bei Ängsten interpretieren wir physische Reaktionen häufig falsch.

Was tun, damit es gar nicht erst so weit kommt? Fahren Sie Ihr erhöhtes Erregungsniveau möglichst schnell und möglichst früh wieder herunter, indem Sie die Angstaktivierung rückwärts ablaufen lassen. Machen Sie also das Gegenteil von dem, was Ihr Körper tut. Atmen Sie bewusst fünf- bis zehnmal tief in den Bauch hinein und lassen Sie beim Ausatmen die Schultern ganz entspannt hängen, lockern Sie Nacken- und Kiefermuskulatur. Die Übung muss nicht lange dauern, sie sollte aber mehrmals am Tag gemacht werden.

Wenn Panik sich ausbreitet, entsteht leicht der Eindruck, dass es immer schlimmer wird, bis es zu einer Katastrophe kommt. „Meine Angst ist grenzenlos", heißt es dann. Viele Menschen glauben, dass der Panikpegel weiter ansteigt – nach dem Motto: „Wenn es jetzt noch dramatischer wird, kommt's zum großen Knall und alles ist vorbei." Gut zu wissen: Eine echte Angstkurve entspricht niemals solchen Fantasien. Es wäre ja auch unlogisch. Wenn Angst ursprünglich Kraft zur Flucht und zum Sich-in-Sicherheit-Bringen geben sollte, warum sollte sie dann grenzenlos sein? Das Angst-Reaktions-Programm ist zwar nicht angenehm, aber aushaltbar. Denn es dient der Lebens- und Gesundheitserhaltung.

> „Ich werde bewusstlos vor Angst" – „Ich kriege einen Herzinfarkt": Fehlinterpretationen von körperlichen Reaktionen auf Angst machen noch mehr Angst. Wissen über die medizinische Realität hilft dann.

Im Normalfall flacht die Angst nach spätestens 20 Minuten wieder ab. Länger kann der Körper sein Ausnahmeprogramm nicht aufrechterhalten.

Auch die Sorge „Ich werde ohnmächtig vor Angst" ist unbegründet. In Paniksituationen passiert das Gegenteil. Der Blutdruck steigt und schließt damit eine Ohnmacht aus.

Sehr quälend ist für ängstliche Menschen auch der Gedanke „Ich werde noch verrückt vor Angst". Doch auch das ist nicht nur unwahrscheinlich, sondern unmöglich. Würden wir wirklich wahnsinnig, so würde das Gehirn besonders intensiv arbeiten. Bei Angstzuständen nimmt es Dinge aber nur noch eingeschränkt wahr. Da kann es zwar zu einem Blackout kommen, zu einer Reduktion des Wahrnehmungsvermögens, nicht aber zum Verrücktwerden. Angst und Wahnsinn werden in verschiedenen Gehirnbereichen organisiert, haben also auch auf dieser Ebene nichts miteinander zu tun.

Trommeln auf der Brust wie Tarzan und King Kong

Wer sich auf die Brust trommelt, erlebt ein Gefühl innerer Stärke. Das Atmen nach einem Schreck klappt besser, und das gibt Kraft.

Bevor Tarzan sich im Urwald ins Abenteuer stürzt, brüllt er lautstark los und trommelt sich dabei wie besessen auf die Brust. Danach ist er offensichtlich völlig frei von Ängsten und schwingt sich von Liane zu Liane. Auch King Kong, der legendäre Riesengorilla, hämmert sich auf die Brust, wenn Großes bevorsteht.

Das Prinzip ist keine Erfindung der Filmindustrie, um den Helden ein unverwechselbares Markenzeichen zu geben. Es ist ein wirkungsvoller psychologischer Trick gegen Angst oder Panik.

Denn während der Held sich auf die Brust schlägt, regt er seine Thymusdrüse an. Die liegt hinter dem oberen Brustbein und spielt nicht nur bei Wachstumsprozessen eine Rolle. Sie produziert auch Immunzellen und stärkt damit die Abwehr.

Wahrscheinlich kennen Sie das: Nach einem heftigen Schreck legen Sie Ihre Hand automatisch auf den oberen Brustkorb. Nicht etwa, um wichtige Organe zu schützen, sondern, um unbewusst die dahinter liegende Thymusdrüse zu stimulieren. Dadurch entsteht ein Gefühl von innerer Stärke. Die Bauchatmung wird unterstützt. Das tiefe Durchatmen nach dem Schreck, der kurzzeitig „atemlos" gemacht hat, klappt besser. Diese entspannende Tiefenatmung wiederum ist eine wirkungsvolle Angstprävention.

Huch, was für ein Schreck! Wer seine Hand auf den Brustkorb legt, stimuliert damit die Thymusdrüse. So kann er besser durchatmen, sich von dem Schrecken erholen und innerlich stark werden.

Für die Tarzan-Trommel-Übung brauchen Sie nicht zu brüllen. Lokalisieren Sie zuerst einmal den richtigen Punkt. Er liegt in der Mitte des Brustkorbes ein paar Zentimeter unter der Stelle, an der die beiden Schlüsselbeine zusammentreffen. Klopfen Sie mit der hohlen Faust (oder wenn Ihnen das unangenehm ist, mit zwei Fingern) etwa eine Minute lang auf den Thymus. Dadurch wird das Brustbein in Vibrationen versetzt, die die Thymusdrüse anregen.

ÜBUNG: TROMMELN GEGEN DIE PANIK

1. Finden Sie Ihren persönlichen Weg, die Thymusdrüse zu stimulieren, der für Sie angenehm ist. Wenn Sie nicht mit der Faust oder zwei Fingern klopfen wollen, können Sie die Stelle unter dem V, an dem die beiden Schlüsselbeine zusammentreffen, auch massieren.
2. Klopfen oder massieren Sie so lange, bis sich das Bedürfnis einstellt, tiefer zu atmen. Verlassen Sie sich dabei auf Ihre Reflexe. Das heißt, dass Sie nicht bewusst früher anfangen, besonders tief einzuatmen, sondern tatsächlich erst dann, wenn Ihr Körper danach verlangt.

Dieser Impuls stellt sich etwa nach einer Minute ein. So lassen sich auch zwischendurch aufkommende Ängste ohne großen Aufwand „auflösen".

3. Versuchen Sie, dreimal am Tag etwa 40 Sekunden lang zu klopfen oder zu massieren – immer mindestens so lange, bis der Tief-einatmen-Impuls einsetzt. Kommt etwas dazwischen oder werden Sie anderweitig gestört, machen Sie später einen neuen Versuch. Häufiges Klopfen – dreimal täglich reicht völlig – ist im Zweifelsfall besser als langes Klopfen.

Im Sinne der Vorsorge gilt auch bei dieser Übung: Machen Sie sich nicht erst in der Not, sondern gewöhnen Sie Körper und Seele in zufriedenen Momenten daran.

Mit Fantasie gegen die Angst

Angst ist ein rüpelhafter Bodyguard, der es nur gut mit Ihnen meint. Um mit ihm in einen inneren Dialog zu treten und seine Anwesenheit als Beruhigung zu empfinden, brauchen Sie ein bisschen Fantasie. Wer mit Fantasie gesegnet ist, hat's in vielerlei Hinsicht leichter. Wie Kinder fantastische Geschöpfe erfinden, die ihnen in angstvollen Situationen beistehen, können auch Erwachsene von der beflügelnden Kraft der inneren Vorstellung profitieren. Versuchen Sie mal, sich Ihre Angst als ein Lebewesen vorzustellen.

Angst dient im ursprünglichen Sinne unserem Schutz. Sie ist unser Bodyguard.

Wenn Sie ein passendes Tier, einen Menschen oder eine Mischung aus beiden gefunden haben, freunden Sie sich mit diesem Wesen an.

Es ist schließlich eine Figur, die es gut mit Ihnen meint. Sie wissen ja: Angst dient im ursprünglichen Sinne Ihrem Schutz. Sie ist Ihr Bodyguard. Der tritt leider nicht gerade diskret oder vornehm auf. Doch wenn er sich auf seine recht rüpelhafte, manchmal erschreckende Weise bemerkbar macht, zeigt er: „Ich bin für dich da." Sie können also mit Ihrer lebendig gewordenen Angst in einen inneren Dialog treten.

> Was Kindern hilft, schadet Erwachsenen nicht. Nutzen Sie Ihre Fantasie, um der Angst das Bedrohliche zu nehmen. Wie wäre es, wenn Sie sich Ihre Furcht in Form eines freundlichen Drachen vorstellen und mit dem verhandeln?

Wie wäre es, wenn Sie Ihre Angst zum Beispiel im Bild eines äußerlich bedrohlichen, aber innerlich ganz lieben Drachen namens „Herzilein" zum Leben erwecken? Machen Sie mit „Herzilein" die folgende Übung:

ÜBUNG: FANTASTISCHE HELFERLEIN

1. Begrüßen Sie Herzilein: „Toll, dass du dich für meine Sicherheit verantwortlich fühlst und immer so zuverlässig da bist."
2. Wie bei einem echten Freund dürfen Sie bei aller Wertschätzung im zweiten Schritt auch kritische Töne anschlagen: „Deine Absicht ist ja toll, aber der Weg dahin, den könntest du doch auch mal anders gestalten, oder? Wenn du immer gleich so herumpolterst, kann ich vor Schreck nämlich gar nicht mehr richtig denken. Was ja schade ist."
3. Stellen Sie sich Herzileins Gesichtsausdruck vor. Wie wird er auf dieses Feedback reagieren? Vielleicht denkt er erst einmal mit gerunzelter Stirn nach. Dann lächelt er eventuell ein bisschen. Neigt den Kopf verlegen, murmelt etwas von „Ich bin eben ein Tollpatsch. Habe leider nichts anderes gelernt".

4. Nun sollten Sie Herzilein ein paar Tipps geben: „Könntest du dich nicht etwas sanfter bemerkbar machen? Vielleicht statt mit Gebrüll mit einem leisen ‚Hallo, hier bin ich' oder einem freundlichen ‚Achtung, Gefahr, pass jetzt gut auf dich auf'." Da Ihr Drache willig und gutherzig ist, wird er zumindest einen Versuch machen.
5. Wenn Sie Herzilein gezähmt haben und regelmäßig Kontakt mit ihm pflegen, lässt er sich bald gerne ansprechen, wenn Angstgefühle aufkommen: „Alles klar, mein Lieber, ich merke, dass du da bist. Du kannst ganz ruhig bleiben. Denn ich bin es auch."

Die eigenen Qualitäten entdecken

„Das schaffe ich doch nie" – Wer häufig an sich selbst zweifelt, kann die Kraft zu Veränderungen in anderen Bereichen suchen und auf neue Gebiete übertragen.

Häufig wiederholen sich angstmachende Situationen. „Warum muss mich das immer wieder erwischen?", heißt es dann. Um sich selbst zu helfen, gehen Sie in Ihre Erinnerungen. Wenn Sie zum Beispiel darunter leiden, dass Kollegen Sie angreifen und Ihnen spontan nicht die richtigen Worte zur Gegenwehr einfallen, können Sie sich gezielt auf das nächste Mal vorbereiten.

Fragen Sie sich: Wann war ich mal besonders schlagfertig? „Leider war ich das ja noch nie", werden Sie jetzt vielleicht betrübt antworten. Doch geben Sie deshalb nicht auf. Blenden Sie die Kollegen und das Umfeld Arbeitsplatz einmal aus. Gibt es nicht einen Bereich, in dem Sie schon mindestens einmal erfolgreich gekontert haben? Es muss dabei nicht nur um verbale Angriffe und Verteidigungen gehen. Gegenschläge gibt es zum Beispiel auch im Sport. Wenn Sie dort (oder woanders) fündig werden, eignet sich das als gute Ressource. Es geht hier um psychophysiologische Gesamtbefindlichkeiten, die ein Mensch als Ressource zur Verfügung hat.

Wer körperlich flexibel, ehrgeizig, reaktionsschnell bei Überraschungen und mit Spaß an der Auseinandersetzung sein kann, besitzt Qualitäten, die auch in einem Duell mit Worten Erfolg bringen können.

Gehen Sie mental in einen Sportwettkampf hinein. Fühlen Sie, wie Kraft und Ehrgeiz in Ihnen aufsteigen, wie Sie sich konzentrieren – und an welchen Stellen Ihres Körpers Sie das jetzt spüren. Steigt kribbelnde Energie in Nacken und Armen auf? Intensivieren Sie dieses Gefühl. Versuchen Sie, es auf der Werteskala weiter nach oben zu schieben.

Wer körperlich flexibel, ehrgeizig, reaktionsschnell bei Überraschungen und mit Spaß an der Auseinandersetzung sein kann, besitzt Qualitäten, die auch in einem Duell mit Worten Erfolg bringen können.

Gibt es typische Geräusche oder Symbole (wie zum Beispiel eine geballte Faust), die sich mit diesem Gefühl verbinden lassen? Gut, wenn Sie einen solchen Anker finden.

Im nächsten Schritt inszenieren Sie im Kopf ein Treffen mit dem ungeliebten Kollegen. Sie gehen nicht mehr ängstlich als kleine Maus an Ihren Arbeitsplatz, sondern stellen sich der Herausforderung mit geballter Faust.

Malen Sie sich dabei die gleichen starken positiven Gefühle aus wie beim Sport. Wenn Sie das oft genug geübt haben, werden Sie auch in der realen Situation souverän bleiben – bestenfalls mit der Folge, dass der Kollege den Spaß daran verliert, Sie bloßzustellen.

Ist das denn nicht alles nur Schönrederei, könnte man fragen. Was nützt es mir, wenn ich mir Dinge einrede, die ich sowieso nicht erreichen kann? Das ist einerseits richtig. Allein die viel zitierte Kraft positiver Gedanken versetzt leider keine Berge. Und gerade ängstliche Menschen neigen dazu, sich selbst eher kleiner zu machen, als sie sind. Ein Satz wie „Ich bin toll“ löst bei ihnen automatisch nur eine Reaktion aus: „Schön wär's. Ich würde es auch gerne glauben, aber leider ist das nicht so.“ Deshalb ist es wichtig, positive Glaubenssätze nicht unglaubwürdig zu formulieren.

Ein Beispiel: Eine unserer Klientinnen litt unter Ängsten, fühlte sich unsicher und von Versagensgefühlen begleitet. „Ich habe keine Chance“, war ihre Aussage. Stattdessen hätte sie gerne selbstbewusst geäußert: „Ich bin kompetent.“ Nun wäre das tatsächlich nur so dahingesagt, wenn sie völlig unvorbereitet in eine Prüfung zu einem Thema gehen würde, von dem sie noch nie etwas gehört hat. Deshalb bitten wir sie, Gründe zu nennen, die ihre Wunschaussage „Ich bin kompetent“ bestätigen.

> Es ist wichtig, positive Glaubenssätze nicht unglaubwürdig zu formulieren.

Das fiel ihr nicht schwer: Sie hat ihr Fach drei Jahre lang studiert, ist nie durch eine Prüfung gefallen, hatte immer vorzeigbare Ergebnisse und hat sich auch in diesem Fall gründlich vorbereitet. Theoretisch gibt es überhaupt keinen Grund, an ihrem Zielsatz zu zweifeln. Alle wichtigen Kriterien sind erfüllt.

ÜBUNG: GLAUBENSSÄTZE FORMULIEREN

- **Der Satz ist rational und zeigt eine reale Chance auf.** Das heißt, dass Sie keiner Traumtänzerei nachhängen. Würde unsere Klientin zum Beispiel behaupten: „Ich bin der kompetenteste Mensch der Welt" oder „Ich kann jede Frage beantworten", wäre es kein Wunder, wenn sie bei dieser Aussage Selbstzweifel spürt. Nur wenn die positive Kognition, so der Fachausdruck, einen „menschenmöglichen" Kern enthält, kann sie in schwierigen Momenten Kraft und Optimismus verbreiten.
- **Der Satz wird in der Gegenwart formuliert.** Wer sein Ziel im Präsens ausspricht, erlebt die Gültigkeit intensiver. Der Glaube an die eigenen Fähigkeiten und positiven Eigenschaften bleibt erhalten, während äußere Ereignisse vorübergehen. Die Aussage „Ich war kompetent" wirft sofort die zweifelnde Frage auf: „Wieso ‚war', bist du es denn nicht mehr?" Werden die eigenen Stärken in die Zukunft geschoben („Ich werde kompetent sein"), schränken Reaktionen wie „Aber nur, wenn die Umstände entsprechend gut sind" die eigene Kraft ein.
- **Der Satz wird in der Ich-Form ausgesprochen.** Das gilt als sehr gute „Stressimpfung" gegenüber Zweiflern oder anderen Kräften, die von außen Angst einflößen. „Ich bin kompetent", kann man auch sagen, wenn andere einem das Gegenteil beweisen möchten. Wenn die Aussage aber lautet: „Ich habe so viel geübt, dafür muss der Prüfer jetzt meine Kompetenz erkennen", gibt man sein Schicksal aus der Hand. Der Prüfer übernimmt dann die Aufgabe, das Gefühl der Kompetenz zu vermitteln.

Mein persönlicher Erfolgsfilm

Jeder Mensch nutzt unbewusst Imaginationstechniken, um leichter Entscheidungen treffen zu können. Mit gezieltem Einsatz stärkt das die Selbstsicherheit.

Um Ängsten mit mentaler Kraft zu überlegen zu sein (oder Ziele zu erreichen), braucht das Gehirn eine Vision des herbeigesehnten Idealzustandes. Die darf es nicht wie eine trockene Theorie einfach vorgesetzt bekommen. Es muss sie mit möglichst vielen Sinnen intensiv erleben. Denken Sie daran, dass wir uns auch in anderen Bereichen des Lebens auf bevorstehende Dinge vorbereiten, indem wir vorab versuchen, sie uns vorzustellen.

Wenn wir zum Beispiel eine Reise planen, bemühen wir uns, eine möglichste genaue Vorstellung davon zu bekommen, was uns erwartet. Wir gucken Prospekte an, suchen im Internet nach Bildern, Grundrissen von Häusern oder Innenansichten von Hotelzimmern. Wie sieht der Pool aus? Wir weit ist es zum Strand? Kann man online einen Blick aus der Vogelperspektive auf die Umgebung werfen? Wie ist das Wetter dort? Wenn wir viele Sinneseindrücke gesammelt haben, „träumen" wir uns voller Vorfreude gerne ans Urlaubsziel, bevor wir da sind.

> Jeder nutzt unbewusst Imaginationstechniken, um leichter Entscheidungen treffen zu können. Mit gezieltem Einsatz stärkt das die Selbstsicherheit.

Ob bei Lebensplanungen wie Partnersuche, Hausbau oder Jobwechsel – jeder Mensch nutzt solche Imaginationstechniken, ohne das bewusst als Angst reduzierende oder motivierende Maßnahme wahrzunehmen oder einzusetzen. Ausführliche Gedanken über künftige Projekte geben dabei Impulse für das, was wir später tatsächlich tun.

Entwickeln Sie dafür einen Zukunftsfilm, den Sie im Gehirn abspeichern und dort abrufen können, wenn sich Anzeichen von Furcht bemerkbar machen. Ihrer Fantasie sind dabei keine Grenzen gesetzt. Sie sollten aber ein paar formale Regeln beachten, damit aus der Vorstellung ein reales Erlebnis werden kann:

1. **Wählen Sie die Außenperspektive.** Sie selbst sind zwar der Held Ihrer Geschichte, betrachten sich jedoch von außen: Da stehe ich vor einem großen Publikum und halte souverän eine Rede. – Da sitze ich zwischen meinen Kollegen und rede genauso locker wie die. – Da komme ich voller Tatendrang lächelnd ins Büro und lasse mich auch von einem Riesenstapel mit Arbeit nicht aus der Fassung bringen. Sie betrachten sich dabei aus der Perspektive eines Sachverständigen. Untersuchungen zu motivierenden Imaginationen zeigten, dass die Sicht auf das erfolgreiche Zukunfts-Ich mehr motiviert als das Hineinversetzen in eine positive Zielvorstellung.

2. **Bitte mit Happy End!** Ihr Zukunftskino braucht – wie ein schönes Märchen – ein gutes Ende. Der heldenhafte Hauptdarsteller (also Sie selbst) muss sein „Abenteuer" erfolgreich beenden. Applaus vom Publikum. Anerkennung aus dem Kollegenkreis oder ein erfolgreich abgeschlossenes Projekt – Hauptsache, es gibt ein Happy End.
   Die imaginäre Beschäftigung mit dem guten Ende führt dazu, dass das Gehirn Schwierigkeiten auf dem Weg zum Ziel nicht als hemmende Blockade, sondern als überwindbare Hürde einordnet, denn der letzte Eindruck ist entscheidend. Anstrengung lohnt sich, und Mühen werden im Rückblick harmlos, wenn sich am Schluss alles in Wohlgefallen auflöst.

3. **Wichtige Menschen sind Mitspieler.** Lassen Sie in Ihrem Film auch alle Menschen auftreten, die für Sie wichtig sind. Ob Familie, Freunde, Kollegen oder Bekannte – alle sollten beteiligt sein. Denn möglicherweise zeigt sich einer von ihnen als „Saboteur“, wenn Sie Ihre Visionen verwirklichen wollen. Andere können neidisch werden oder Nachteile für sich selbst befürchten. Die anderen könnten auch traurig sein, weil Sie bei einem möglichen Erfolg nicht mehr so viel Zeit für andere haben. Wie werden diese Menschen damit umgehen? Können sie vielleicht auch von der veränderten Situation profitieren, indem sie selbst ein Vorbild werden oder Mut vermitteln, weil Sie Ihre Ziele erreichen? Haben die Mitmenschen selbst Kraftquellen, um mit Neidgefühlen zurechtzukommen?

REGELN FÜR MEHR ZUFRIEDENHEIT IM ALLTAG

Wer sein Leben bewusst mit einem gesunden Wechsel aus Anspannung und Erholung gestaltet, reduziert den Stress und steigert die Lebensfreude.

Es gibt viele verschiedene Hilfen gegen Ängste. Einige davon haben Sie in diesem Buch nun kennengelernt. Um Ihre Erfolge zu unterstützen und damit Sie sich auf möglichst vielen Ebenen in vielen Bereichen Ihres Lebens sicherer fühlen, sollten Sie Ihren Alltag „seelenfreundlich“ gestalten.

Das Leben seelenfreundlich gestalten

Bestenfalls reduzieren Sie damit nicht nur Ängste, sondern gewinnen mehr Spaß und Zufriedenheit im Alltag.

Wichtige Eckpunkte dafür sind:

- Halten Sie den Stresspegel niedrig.
- Organisieren Sie Ihren Arbeitsalltag so, dass nicht sofort Stress aufkommt, der Angst auslöst.
- Erschaffen Sie sich Wohlfühloasen, die sinnvoll über den Tag verteilt sind.
- Beginnen Sie zum Beispiel erst einmal mit einer Tasse Kaffee.

- Planen Sie, was wann erledigt wird. Achten Sie dabei darauf, dass schwierige Aufgaben sich mit leichten Routinearbeiten abwechseln.
- Schieben Sie die größten Herausforderungen nicht lange vor sich her. Das führt nur zum nächsten Stress, weil sich Unerledigtes schnell summiert.

Arbeiten Sie Ihre Liste dann in Ruhe ab und versuchen Sie nicht, zwei Dinge gleichzeitig zu machen. Gewöhnen Sie sich an, regelmäßig kleine Pausen einzulegen, in denen Sie die Thymusdrüse klopfen oder einfach nur einmal die Augen hin- und herturnen lassen. Der Blick auf den Computer und auf Papier zwingt den Blick in die Starre. In der Natur haben wir aber nur den starren Blick, wenn wir Stress und Angst haben. Lebhaftes Augentanzen hebt demnach Stress und Blockaden schnell auf.

> Wer sein Leben bewusst mit einem gesunden Wechsel aus Anspannung und Erholung gestaltet, reduziert den Stress und steigert die Lebensfreude.

Verlassen Sie für Ihre Wohlfühloasen – wenn möglich, sogar den Raum –, atmen Sie tief ein und aus. Trennen Sie Arbeit und Freizeit voneinander. Nur so können Sie nach Feierabend richtig abschalten.

Regelmäßige Mahlzeiten

Sobald unser Körper Hunger verspürt, meldet er sich automatisch. Zuerst mit leichten Anzeichen („Wird langsam Zeit, das nächste Essen einzuplanen“). Eine oder zwei Stunden lässt sich das meist noch aufschieben. Doch wenn jemand – sei es unter Zeitdruck oder bewusst, um Gewicht zu verlieren – so lange hungert, bis der Magen kräftig knurrt, gerät der Körper in Panik. Hunger ist für ihn schließlich lebensbedrohlich. Darauf sind wir noch aus Höhlenzeiten programmiert.

Selbst völlig stabile Menschen, die im Alltag nicht unter Ängsten leiden, reagieren auf Hunger mit Gereiztheit und Stimmungstiefs. Um uns wohlzufühlen, ist es deshalb wichtig, regelmäßig satt zu sein. Also nicht zu hungern, aber auch nicht immer wieder etwas zu essen, um den Stresslevel herunterzufahren. Halten Sie einen festen Essrhythmus ein. Dazu gehören die drei Hauptmahlzeiten Frühstück, Mittag- und Abendessen und bei Bedarf zwei Imbisse zwischendurch. Achten Sie darauf, dass Sie – obwohl viele Diäten es vorgeben – nicht zu wenig Kohlenhydrate essen. Denn die haben großen Einfluss auf die Stimmung. Unser Gehirn ernährt sich nur von Glucose und reagiert mit stressenden, sogar langfristig dickmachenden Gegenmaßnahmen, wenn es davon nicht genug bekommt. Bevorzugen Sie die guten Kohlenhydrate aus Vollkorn- und Naturprodukten.

Bewegung

Bewegung gehört zu den besten natürlichen Mitteln, mit denen man die innere Angstbereitschaft abbauen kann. Leider kommt sie im modernen Alltag fast immer zu kurz.

Das macht nicht nur unzufrieden, sondern ist auch Ursache für viele Zivilisationskrankheiten. Am Anfang dieses Buches haben Sie es bereits erfahren: Angst setzt Stresshormone frei, die kurzfristig stark machen, aber dann durch Bewegung wieder abgebaut werden.

> Mit Bewegung kann man die innere Angstbereitschaft abbauen. Leider kommt sie im Alltag meist zu kurz.

Fehlt eine solche Abbaumöglichkeit, zirkulieren diese Stoffe stundenlang im Körper, machen unruhig, ängstlich und frustriert. Gelingt es hingegen, die Stressstoffe beim Sport abzubauen, ist man danach angenehm erschöpft und rundum zufrieden. Nehmen Sie sich am Anfang nicht zu viel vor. Denn das würde nur neuen Stress auslösen. Für ängstliche Menschen sind leichte, ausdauerfördernde Sportarten wie Walken, Joggen, Schwimmen oder Fahrradfahren am besten geeignet. Gleichzeitig lässt sich dabei frische Luft und Licht tanken. Zwei- bis dreimal pro Woche eine halbe Stunde reicht aus, um eine angstreduzierende, zuverlässig stabile Wirkung für Körper, Geist und Seele zu erzielen.

Bewährte Mittel aus der Natur

Während wir von Medikamenten zur Stimmungsaufhellung abraten, ist gegen Heilkräuter mit wohltuender Wirkung auf die Seele nichts einzuwenden. Natürliche Präparate unterstützen körpereigene heilsame Prozesse, ohne abhängig zu machen. Es dauert allerdings meist ein paar Tage, bis diese Mittel wirken. Ob Baldrian, Melisse oder Johanniskraut – probieren Sie aus, welches Mittel Ihnen persönlich am besten hilft.

Wenn Sie ein Heilkraut als Tee zu sich nehmen, hat das noch einen weiteren positiven Effekt: Gönnen Sie sich eine heiße Tasse Tee in aller Ruhe und legen Sie dafür eine kleine wohltuende Pause ein.

Sich vor Überforderung schützen

Wer seine Kraft regelmäßig bis in die letzten Reserven aufbraucht, hat bald Probleme. Arbeiten ohne Pause, Überstunden, Mehrfachbelastungen unter Zeitdruck – all das fordert seinen Tribut. Dafür ist der Mensch nicht gemacht.

Denken Sie daran: Erholungsphasen müssen sein – vor allem nach Anspannungen. Verschieben Sie das nicht auf ein unbestimmtes „später“. Gönnen Sie sich stattdessen jeden Tag mehrere kleine Erholungsphasen. Wir raten aber von Dingen ab, für die Sie zu festen Zeiten an festen Orten mit festem Lernpensum sein müssen.

Denn allein der Stress, pünktlich da zu sein, kann neuen negativen Stress auslösen. Wie wäre es stattdessen einfach mit einem Spaziergang im Grünen? Oder tatsächlich mal mit Nichtstun, während eine entspannende Musik läuft?

ÜBUNG: SO TANKEN SIE ZUFRIEDENHEIT

Lernen Sie mit allen Sinnen, in Ihrer Umgebung auf die Suche nach schönen Dingen zu gehen, und bauen Sie sich eine „Tankstelle für Lebensfreude" auf.

1. Legen oder setzen Sie sich bequem auf ein Sofa, einen Sessel oder einen Stuhl. Gleichgültig, wo Sie gerade sind, nehmen Sie Ihre Umgebung bewusst wahr.
2. Machen Sie sich mit allen Sinnen auf die Suche nach etwas Schönem in Ihrer unmittelbaren Umgebung. Was sehen, hören, riechen oder schmecken Sie im Hier und Jetzt, das Sie positiv stimmt oder an etwas Positives erinnert?

3. Ihre „Tankstelle für Lebensfreude" muss kein außergewöhnliches Gesamtkunstwerk sein. Es reicht, wenn Ihnen eine Farbe, ein Gegenstand – und sei es auch nur ein orangefarbener Kugelschreiber oder eine türkisfarbener Knopf –, ein guter Duft, eine besondere Wolke am Himmel oder eine Blume vorm Fenster besonders gefällt.
4. Nun gehen Sie in sich auf Spurensuche: Warum gefällt mir das, was mich positiv stimmt? Woran erinnert es mich? Machen Sie den Body-Scan: Wo in meinem Körper spüre ich das angenehme Körperecho, welches die erfreuliche Wahrnehmung in mir bewirkt?
5. Konzentrieren Sie sich nun auf dieses kleine Glück und umkreisen Sie währenddessen mit dem rechten Zeigefinger den Zeigefingerknöchel der linken Hand.
6. Wiederholen Sie diesen Vorgang möglichst oft. Bereits nach zehn Durchgängen haben Sie im Gehirn einen Anker gesetzt. Die Verknüpfung ist dann so gut im Nervensystem installiert, dass Sie den Effekt im Ernstfall umkehren können. Wenn Sie ängstlich werden, berühren Sie den Knöchel. Das Gehirn wird über diesen Sinnesimpuls angenehme Gefühle verbreiten, weil es das so gewohnt ist. Das wiederum vermittelt Ihnen neue Lebensfreude.
7. Reservieren Sie sich einmal pro Stunde eine Minute für diese Form von Auftanken mit Lebensfreude. Damit können Sie diesen Zustand dann einen Tag lang halten.

LITERATURHINWEISE

Bandler, Richard, u. Grinder, John:
Neue Wege der Kurzzeittherapie – Frogs into Princes
Paderborn. Junfermann-Verlag (16. Auflage 2013)

Besser-Siegmund, Cora:
Magic Words: Der minutenschnelle Abbau von Blockaden
Paderborn. Junfermann-Verlag (2004)

Besser-Siegmund, Cora:
Mentales Selbstcoaching
Paderborn. Junfermann-Verlag (2006)

Besser-Siegmund, Cora, u. Siegmund, Harry:
Erfolge zum Wundern: wingwave in Aktion.
Fünfzig und eine Coaching-Geschichten
Paderborn. Junfermann-Verlag (2009)

Besser-Siegmund, Cora, u. Rathschlag, Marco:
Mit Freude läuft's besser: Durch wingwave positive Emotionen
fördern und Leistung steigern
Paderborn. Junfermann-Verlag (2013)

Csikszentmihalyi, Michaly:
Flow: Das Geheimnis des Glücks
Stuttgart. Klett-Cotta (17. Aufl. 2014)

Shapiro, Francine:
Frei werden von der Vergangenheit: Trauma-Selbsthilfe
nach der EMDR-Methode.
München. Kösel-Verlag (2013)

OECD – Organisation for Economic Co-Operation and
Development, Spitzer, Manfred: Wie funktioniert das Gehirn?
Auf dem Weg zu einer neuen Lernwissenschaft
Stuttgart. Schattauer (2004)

Wegner, Daniel: Die Spirale im Kopf. Von der Hartnäckigkeit
unerwünschter Gedanken – die Psychologie der mentalen Kontrolle
Bergisch Gladbach. Bastei-Lübbe (1995)

Bibliografische Information der Deutschen Nationalbibliothek
Die Deutsche Nationalbibliothek verzeichnet diese Publikation in der Deutschen Nationalbibliografie; detaillierte bibliografische Daten sind im Internet über http://dnb.ddb.de abrufbar.

ISBN 978-3-86910-511-6 (Print)
ISBN 978-3-86910-538-3 (PDF)
ISBN 978-3-86910-539-0 (EPUB)

Die Autorin: Cora Besser-Siegmund, Diplom-Psychologin, Psychotherapeutin und Coaching-Expertin, entwickelte die Kurzzeit-Coaching-Methode wingwave®, mit der sich Angst, Stress und andere belastende Alltagsprobleme außergewöhnlich schnell bewältigen lassen. Sie ist Autorin zahlreicher Bücher und leitet seit mehr als zwanzig Jahren das renommierte Besser-Siegmund-Institut in Hamburg. In den Medien ist sie eine hochgeschätzte Expertin zu den psychologischen Themen unserer Zeit.

Die wingwave-Musik wurde komponiert von Lars-Luis Linek.

Originalausgabe

Eine Marke der Schlüterschen Verlagsgesellschaft mbh & Co. KG,
Hans-Böckler-Allee 7, 30173 Hannover
www.schluetersche.de
www.humboldt.de

Lektorat: Dateiwerk GmbH, Nathalie Röseler, Pliening
Layout: Sehfeld, Hamburg
Covergestaltung: Kerker + Baum, Hannover
Coverfoto: Igors Petrovs – Fotolia.com
Satz: PER Medien+Marketing GmbH, Braunschweig
Druck: Grafisches Centrum Cuno GmbH & Co. KG, Calbe